Yu Sen
Sprudelnder Quell

Yu Sen (Sprudelnder Quell) ist der japanische Name für den 1. Punkt des Nierenmeridians, unter der Fußsohle.

Impressum

Haftung: Alle Angaben in diesem Buch basieren auf sorgfältiger Auswertung der Recherchen und Erfahrungen des Autors. Weder der Verfasser noch der Verlag können für die Anwendung der in diesem Buch beschriebenen Therapien und Heilmittel Gewähr übernehmen.

4521 Schiedlberg/Austria
Telefon: +43(0)7251-22235
E-Mail: office@bacopa.at, verlag@bacopa.at
www.bacopa-verlag.at

Layout und Satz: Felicitas Hübner, Apensen
Titelgestaltung: Joachim Werner, Hemmingen/Hannover

Printed in the European Union

ISBN 978-3-99114-104-4
7. Auflage 2025

Wilfried Rappenecker

Yu Sen

Sprudelnder Quell

Shiatsu für Anfänger

Bacopa Verlag

Inhalt

Vorwort zur 7. Auflage ... 9
1 Was ist Shiatsu? ... 11
2 Energie, Elemente und Meridiane ... 19
3 Schulter- und Hara-Kultur ... 29
4 Einige grundlegende Prinzipien ... 31
5 Die Kunst ist, bei sich zu bleiben ... 37
6 Ihre erste Shiatsu-Stunde – Shiatsu in der Bauchlage ... 41
7 Shiatsu in der Rückenlage ... 47
8 Shiatsu in der Seitenlage ... 61
9 Die 12 Meridiane und 2 Gefäße ... 69
Lunge ... 73
Dickdarm ... 81
Magen ... 89
Milz-Pankreas ... 95
Herz ... 101
Dünndarm ... 109
Blase ... 117
Niere ... 125
Perikard ... 133
Dreifacher Wärmer ... 141
Gallenblase ... 149
Leber ... 159
Großer Zentralmeridian ... 167
10 Wie Technik zu Shiatsu wird ... 171
11 Sechs Übungen zur Förderung des Energieflusses ... 173
12 Literaturhinweise ... 185
13 Shiatsu-Schulen im deutschsprachigen Raum ... 187

Meinen Lehrern

Wataru Ohashi

Iona Teeguarden

Saul Goodman und

Pauline Sasaki

gewidmet

Danke an

Elli Mann-Langhof

Barbara Schmidt-Rohr

Dorothee Mathews

Richard Hartwell

Felicitas Hübner

Kornelia Ritterpusch

Natalie Thomann

Vorwort zur 7. Auflage

Seit der letzten ausführlichen Überarbeitung dieses Buches mit der 4. Auflage im Jahr 2007 hat sich Shiatsu in Europa deutlich weiter entwickelt. Das Verständnis der Praktizierenden und Lehrenden hat sich erneut beträchtlich erweitert, so dass wir heute von einem europäischen Verständnis von Shiatsu, sogar von einem europäischen Shiatsu sprechen können. In dieser Entwicklung haben verschiedene Shiatsu-Lehrende und -Schulen in Fragen der Behandlungstechniken wie auch im Grundverständnis der Natur unserer Arbeit unterschiedliche Wege beschritten. Interessanterweise finden diese scheinbar weiter auseinander driftenden Wege häufig in entscheidenden Fragen wieder eine gemeinsame Basis.

Meine eigene Entwicklung ließ mich in dieser Zeit die Natur von Ki und von energetischem Raum tiefer verstehen. Zunehmend halte ich das Resonanzphänomen in der Begegnung mit einem anderen Menschen im Shiatsu für einen (neben anderen) zentralen Aspekt der Wirkung unserer Arbeit. Meridiane als energetische Gebilde verstehe ich heute ebenso wie auch den gesamten Körperraum eines Menschen als Resonanzräume, mit denen ich in der Behandlung in Austausch trete. Um der energetischen Natur von Meridianen in meiner praktischen Arbeit besser zu entsprechen, haben sich meine Behandlungs-Techniken und -Positionen weiter entwickelt. Dabei wurde es mir besonders wichtig, den energetischen Raum in der Berührung weiter werden zu lassen und Verdichtungen im Körper der behandelnden wie auch der behandelten Person entgegen zu wirken.

Weil mir dies so wichtig für die Wirkung von Shiatsu erscheint, habe ich in diese 7. Auflage die *leichte Aufrichtung und Ausdehnung* der behandelnden Person in die Beschreibung von Grundtechniken des Shiatsu aufgenommen, ebenso wie den in der Shiatsu-Welt verbreiteten Begriff des *Lehnens.* Damit möchte ich darauf hinweisen, dass Druck in einer Shiatsu-Berührung nicht durch bloßen Einsatz des Körpergewichtes erreicht wird, sondern kombiniert ist mit aktiver Präsenz im Körperraum der behandelnden Person. Anfänger in der Kunst des Shiatsu, an die sich dieses Buch in erster Linie richtet, sollen schon zu Beginn ihres Weges solche wichtigen Grundtechniken kennenlernen, auch wenn sie diese häufig erst im Verlauf von Ausbildung und Praxis tiefer verstehen werden.

Immer noch gefallen mir die schon für die erste Auflage 1989 von Richard Hartwell geschaffenen Zeichnungen ausnehmend gut. Einige wenige der darin gezeigten Behandlungspositionen würde ich heute anders darstellen, nämlich aufrechter mit mehr Präsenz in Hara und Solar Plexus. Jedoch möchte ich die Werke des 2021 verstorbenen Künstlers nicht aufgeben, weshalb ich mich für die Beibehaltung auch dieser Zeichnungen entschieden habe.

Auch nach über 40 Jahren bereiten mir Shiatsu-Praxis und -Unterricht große Freude. Ich wünsche mir, ein wenig von dieser Freude auch mit dieser 7. Auflage von *Yu Sen* weiter zu geben.

Wilfried Rappenecker

Seevetal im Februar 2025

I Was ist Shiatsu?

Shiatsu ist gleichzeitig eine sehr alte und eine sehr junge Kunst. Im Verlauf der letzten 100 Jahre in Japan entstanden, verbindet es die jahrtausendealten Techniken der traditionellen Akupressur mit modernen Techniken der Körperarbeit.

In der kurzen Zeit seit seiner Entstehung hat Shiatsu eine rasche Entwicklung durchgemacht, in deren Verlauf sich verschiedene »Stile« herausbildeten. Nach dem 2. Weltkrieg wurde es auch im Westen bekannt, als es von *Tokujiro Namikoshi* in die USA gebracht wurde.

In der zweiten Hälfte der 70er Jahre unterrichtete *Shizuto Masunaga* auf Einladung von *Wataru Ohashi* sein Verständnis des Shiatsu im Osten der Vereinigten Staaten. Viele der älteren der heute international bekannten Shiatsu-Lehrenden nahmen an diesen Seminaren teil. Damit setzte die eigentliche Verbreitung des Shiatsu im Westen ein, die noch längst nicht ihren Abschluss gefunden hat.

In seiner Methode führte Masunaga die bekannten Shiatsu-Techniken in stärkerem Maße als bis dahin üblich mit den Lehren der traditionellen fernöstlichen Medizin, insbesondere der Meridian-Lehre, und mit psychologischen Betrachtungen zusammen. Diese Methode wurde später Zen-Shiatsu genannt, wobei die Vorsilbe »Zen« den meditativen Charakter dieses Shiatsu betont. Sie fand in den 80er Jahren eine so weite Verbreitung, dass meist das Zen-Shiatsu gemeint ist, wenn heute im Westen von Shiatsu gesprochen wird. Die Darstellungen in diesem Buch sind stark von der Lehre Masunagas beeinflusst.

Um der kulturellen Situation im Westen gerecht zu werden, hat hier eine eigene Entwicklung des Shiatsu begonnen. Die verschiedenen Stile und Richtungen, die sich in den vergangenen Jahrzehnten im Westen herausgebildet haben, unterscheiden sich – teilweise deutlich – von den japanischen Vorbildern.

Im Shiatsu findet sich die traditionelle fernöstliche Medizin

Zwei Kapitel dieses Buches führen in das Verständnis dieser Lehre ein: *Energie, Elemente und Meridiane* sowie *Die 12 Meridiane und 2 Gefäße*. Ich will an dieser Stelle das für das allgemeine Verständnis Notwendige skizzieren.

Das Zen-Shiatsu Masunagas arbeitet – mehr als andere Richtungen im Shiatsu – mit den Meridianen, jenen Strömen der Lebensenergie in unserem Körper, deren Behandlung seit Jahrtausenden die Grundlage der Akupunktur und Akupressur ist.

Die Meridiane bilden an der Oberfläche und in der Tiefe des Körpers ein weit verzweigtes und vernetztes System von Energiekanälen. Sie führen die Lebensenergie (japanisch: Ki – dieser Begriff wird im nächsten Kapitel ausführlicher erklärt) zu allen seinen Teilen und Organen, letztlich in jede Körperzelle. An der Oberfläche sind die Hauptäste dieser Meridiane für unsere Hände direkt erreichbar. Das ist die Grundlage für Meridian-Shiatsu.

Für die Shiatsu-Praxis ist es hilfreich zu verstehen, dass es die Linien an der Körperoberfläche, wie sie zum Beispiel in Atlanten der Akupunktur abgebildet sind, in dieser Form gar nicht gibt. Auch sind Meridiane keineswegs etwas Ähnliches wie Drähte oder Kabel. Es handelt sich vielmehr um mindestens dreidimensionale Gebilde, um schwingende Räume. Durch entspannte und offene Berührung treten wir mit diesen Schwingungsfeldern in Kontakt.

Anders als in der Akupunktur spielen im Zen-Shiatsu die einzelnen in Büchern genau beschriebenen Akupunkturpunkte keine große Rolle. Masunaga setzte die Behandlung des ganzen Meridians in seinem Verlauf als hervorragende Methode ein, um den Fluss der Lebenskraft zu unterstützen.

Wir können den Strom in den Meridianen als Ausdruck des Schwingens der universalen Lebensenergie in uns verstehen. Ein ungehinderter Strom bedeutet dabei seelisches, geistiges und körperliches Wachstum, beständige Bewegung und Weiterentwicklung, was mit Lebensfreude und Wohlbefinden (selbst im Falle von Krankheit) einhergeht.

Hindernisse in diesem Strom entstehen, wenn wir Teile unserer Seele und unseres Körpers negieren oder nicht lebendig sein lassen und sie damit dem Fluss der universalen Lebenskraft verschließen. In der Folge stagniert an diesen Orten unsere Weiterentwicklung auf allen Ebenen, und es können Probleme auftreten. Über die Meridiane hinaus ist der ganze Körper des Menschen ein – strukturiertes – Energiefeld. Wir erzeugen darum solche Hindernisse nicht nur in den Schwingungsräumen der Meridiane, sondern potentiell an jeder Stelle in unserem Körper.

Nun finden sich vielerorts in unserem Körper Einschränkungen im Schwingungsfeld des Ki. Das ist ganz normal und bedeutet nicht gleich, dass eine ernsthafte Krankheit droht. Ohne die Fähigkeit, unsere Energie wenn erforderlich in eine bestimmte Richtung einzusetzen und andere Richtungen auszuschließen, wären wir nicht lebens- und handlungsfähig. Dabei hat jeder Mensch gewissermaßen sein eigenes Ausrichtungsmuster, das als Ausdruck seiner Persönlichkeit angesehen werden kann. Vielleicht stellen diese individuellen Muster auch so etwas wie das Salz in der Suppe des Lebens dar. Wenn allerdings Krankheit und Leid sich entwickeln sollten, dann werden sie die Wege nehmen, die die Einschränkungen im Energiefeld des gesunden Menschen bereits vorgezeichnet haben.

»Persönliches Stagnationsmuster« bedeutet, dass meine Art zu leben, zu denken und zu fühlen mich bestimmte Anteile meiner Realität nicht sehen, an anderen wiederum festhalten lässt. Dieses Muster ist ein beständiger Spiegel meiner Unvollkommenheit und eine Aufforderung, mich weiterzuentwickeln. Hier setzt Shiatsu an. Shiatsu mobilisiert, stimuliert, harmonisiert und ermutigt das Schwingungsfeld der Lebensenergie dort, wo es in uns stagniert und resigniert.

Der chronische körperliche Schmerz, wie er uns in einer Shiatsu-Behandlung begegnet, hat immer auch seelische Anteile. Oft weist er darauf hin, dass hier ein Bereich ist, den wir innerhalb des energetischen Schwingungsfeldes unseres Körpers über einen längeren Zeitraum isoliert, d. h. mehr oder weniger von unserem lebendigen Erleben ausgeschlossen haben. Seine Freisetzung durch Berührung bedeutet einen – manchmal schmerzhaften – Entwicklungsschritt. Shiatsu vermag diesen nicht nur auszulösen, sondern kann den Menschen auch im Weiteren auf dem nun folgenden Weg begleiten und unterstützen.

Wenn wir die Bedeutung von Wachstum und Weiterentwicklung für die gesamte Dauer unseres Lebens erkannt haben, ist Shiatsu gerade dann wertvoll, wenn wir gesund sind. Es dient der Aufrechterhaltung von Gesundheit und Lebensfreude.

Shiatsu ist aber auch eine Methode zur Behandlung von Krankheit und Linderung von Leiden. Oftmals wird es erst in Anspruch genommen, wenn lang andauernde oder ausgeprägte Einschränkungen im Schwingungsfeld der Lebensenergie dorthin geführt haben.

Beispiele, die zeigen, wo Shiatsu zur Linderung eingesetzt werden kann, sind akute körperliche Beschwerden wie Kopf- oder Rückenschmerzen, Gelenksprobleme, Menstruationsbeschwerden, Magen- und Verdauungsprobleme, aber auch chronische Müdigkeit, Schlafstörungen, innere Unruhe und Nervosität. In Zeiten seelischer Not und Lebenskrisen kann Shiatsu eine wirkungsvolle Unterstützung sein.

Im Falle von schweren oder insbesondere chronischen Erkrankungen bestehen gravierende Stagnationen im energetischen Schwingungsfeld bzw. in den Meridianflüssen und damit Blindheit gegenüber bestimmten Seiten und Bedürfnissen unserer Person meist schon jahre- oder jahrzehntelang. Die Berührung des Energieflusses an der Oberfläche unseres Körpers durch Shiatsu erleichtert es, diese Staus auch in der Tiefe wahrzunehmen – zunächst oft auf einer quasi unbewussten, körperlichen Ebene – und zu beginnen, sie aufzulösen.

Regelmäßiges Shiatsu kann so – zusammen mit einer bewussten Lebensführung – dazu beitragen, chronische und schwere Krankheit zu lindern, sie verständlich und damit fruchtbar oder gar überflüssig zu machen.

Shiatsu ist Meditation

Bis hierher beschäftigte ich mich ausschließlich mit den Wirkungen, die Shiatsu für den haben kann, der es erhält. Nun möchte ich mich der Bedeutung zuwenden, die Shiatsu für den Praktizierenden bekommen kann.

Shiatsu bietet viele faszinierende Techniken, um Bereiche des Ki-Feldes zu aktivieren. Die meisten beruhen darauf, dass wir beispielsweise mit dem Handballen oder Daumen an eine Stelle des Körpers einsinken und für einen Augenblick die Tiefe dieses Punktes (japanisch: *Tsubo*) halten. Dieses Einsinken und Halten ist von besonderer Qualität und macht das Besondere von Shiatsu aus. Es geschieht ohne Anstrengung. Die behandelnde Person ist absichtslos und offen. Sie berührt und schaut zu, wie der energetische und physische Körper der empfangenden Person auf diese Berührung reagiert. Sie ist »einfach nur da« und wird damit für ihren Partner zu einem Spiegel, in dem er sich selbst in seinem Erleben und seiner Reaktion auf die Behandlung wiederfindet. Shiatsu wird zur Meditation.

In der Absichtslosigkeit kann sich eine tiefe Ruhe in Behandler und Behandeltem ausbreiten. Eine Ruhe, die für die Wirkung von Shiatsu von ebenso großer Bedeutung ist wie zum Beispiel das gezielte Behandeln der Meridiane. Zwischen beiden Menschen ermöglicht sie einen intensiven Kontakt. Dieser ist einerseits sehr persönlich. Andererseits schützt die Absichtslosigkeit des Behandlers beide Beteiligten vor den Gefühlen, Bedürfnissen und Projektionen des anderen.

Mit einer gewissen Berechtigung können wir eine solche Begegnung als Kommunikation oder als ein Gespräch bezeichnen. Denn der Behandler hört zu und antwortet. Er arbeitet nicht nach einem festgelegten Schema, sondern nimmt über die Sprache des Körpers, über die Farbe, die Stimmung, den Geschmack der gemeinsam erlebten Situation die Reaktionen der behandelten Person wahr und lässt die Behandlung dementsprechend in einer individuellen Weise und Richtung fließen.

Genauer gesagt fließt die Behandlung dann von selbst, und die Leichtigkeit, mit der das geschieht, kann in beiden Beteiligten Gelassenheit und Freude entstehen lassen.

In einem solchen Shiatsu sind Einfühlungsvermögen und Intuition gefordert. Für die meisten, die beginnen, Shiatsu zu praktizieren, ist das eine große Herausforderung. Obwohl wir ohne Zweifel alle diese Fähigkeiten besitzen, sind doch Intuition und Vertrauen in die eigene, subjektive Wahrnehmung durch die gesellschaftliche und kulturelle Entwicklung in den modernen Informationsgesellschaften in Misskredit geraten und oft verkümmert.

Die beharrliche Shiatsu-Praxis, das Entdecken der Möglichkeit von Ruhe und Absichtslosigkeit bieten den Raum, in dem sich das Vertrauen in das eigene Wissen und Intuition entwickeln können.

Das wird nicht immer problemlos vor sich gehen. Wenn wir Shiatsu lernen, werden wir recht bald mit uns selbst konfrontiert. Wir bemerken – vielleicht zum ersten Mal – die Knoten im eigenen Energiefeld, registrieren das Festhalten an vielen Stellen unseres Körpers, unserer Gefühle und Gedanken. Es mag geradezu eine Sehnsucht danach entstehen, ganz offen und absichtslos sein zu können. Wir verstehen unsere augenblickliche Unfähigkeit hierzu und wie sie es verhindert, dass wir in unserer Arbeit für den Partner ein Spiegel sind.

Die Persönlichkeit des Behandlers, seine Stärken und Schwächen zeigen sich unmittelbar in der Behandlung. Jeder Entwicklungsschritt im Shiatsu wird so zu einem persönlichen Entwicklungsschritt des Lernenden. Ebenso schlägt sich persönliches Wachstum als Fortschritt im Shiatsu nieder. Dabei macht Shiatsu unglaublichen Spaß. Es ist gerade diese Freude, die Mut macht und die Motivation gibt, an sich selbst zu arbeiten.

Shiatsu ähnelt hier anderen traditionellen fernöstlichen Disziplinen wie etwa dem Tai Qi, der Kunst des Bogenschießens, der Tee-Zeremonie und anderen, die immer auch als eine Schule der Persönlichkeit angesehen werden.

Shiatsu kann für den Lernenden zu einem Weg werden. Dieser ist nicht zu Ende mit der Absolvierung eines Workshops oder auch einer mehrjährigen Ausbildung. Insofern wir nicht aufgeben oder das Interesse verlieren, bleiben wir zeitlebens Lernende in Sachen Shiatsu.

Nun noch ein paar Worte zu dem, was Shiatsu nicht kann, und wann Shiatsu nicht oder mit großer Vorsicht angewandt werden sollte:

Shiatsu kann, besonders bei ernsthaften Beschwerden, niemals das Aufsuchen eines Arztes oder erfahrenen Heilpraktikers ersetzen. Shiatsu in der Hand des Heilpraktikers oder Arztes mag mitunter eine andere medizinische Therapie ersetzen. Jedoch setzt dies große Erfahrung und Verantwortung von Seiten des Praktikers voraus. Immer aber kann es begleitend zu einer entsprechenden Behandlung sehr fruchtbar sein.

Anfänger des Shiatsu (und das sind Sie auch nach der Lektüre dieses Buches) sollten ernsthaft erkrankte Menschen noch nicht behandeln. Dies schließt Menschen mit schwerwiegenden psychischen Problemen mit ein. Bei Krebskranken (unter Umständen auch andere schwer chronisch Kranke) mit Befall oder Schwäche der Knochen ist zudem die Möglichkeit einer Verletzung durch Shiatsu gegeben. Auch bei alten Menschen sind die Knochen oft sehr brüchig. Deswegen sollte hier Shiatsu – auch am Nacken – zurückhaltend und sanft sein.

Shiatsu hat ein sehr breites Spektrum an technischen Möglichkeiten, welches von sehr tiefem physischem Druck bis hin zu ganz leichter Berührung, ja sogar bis hin zu einer Berührung nur mit der Aufmerksamkeit, reicht. Im Bereich frischer Verletzungen, Entzündungen und ähnlichem behandeln wir ohne physischen Kontakt oder allenfalls mit einer sehr sehr leichten Berührung. Allerdings kann hier ein physisches Shiatsu an anderen Stellen des Körpers, zum Beispiel am anderen Bein oder am anderen Arm sehr hilfreich sein.

Besondere Freude bereitet es, Schwangeren Shiatsu zu geben. Achten Sie darauf, dass Ihr Shiatsu hier nicht zu heftig ist und den Ausgleich betont. Arbeiten Sie nicht intensiv auf den »Kritischen Punkten« (eine Liste der kritischen Punkte in der Schwangerschaft finden Sie auf Seite 70). Besteht bei einer Schwangeren die Gefahr, dass sie ihr Kind verliert, sollte die Behandlung einem erfahrenen Praktiker vorbehalten bleiben.

2 Energie, Elemente und Meridiane

Energie

Im Denken der traditionellen Kulturen nicht nur des Fernen Ostens ist die Vorstellung selbstverständlich, dass allem, was existiert, belebt oder unbelebt, eine Kraft zugrunde liegt. Diese Universalkraft wird im Chinesischen mit Qi (etwa wie »dschie« ausgesprochen), im Japanischen mit Ki bezeichnet. Da Shiatsu aus Japan kommt, verwenden wir im Weiteren den japanischen Begriff. Er ist im Westen mit »Energie« übersetzt worden. Die Vorstellung, dass alle Materie auf Energie zurückzuführen sei, ist auch der modernen Quanten-Physik nicht fremd.

Wenn wir im Shiatsu von Energie sprechen, meinen wir Lebensenergie. Es ist dies das gleiche universale Ki, das auf der Ebene des menschlichen Lebens unseren geistigen, seelischen und physischen Körper entstehen lässt und aufrechterhält.

Energie ist elementar. Das heißt, wir haben keine rationale, auch keine wissenschaftliche Erklärung dafür, woher sie kommt oder woraus sie besteht. Nach Auffassung der traditionellen chinesischen Kultur ist sie einfach da, und es gibt nichts, was ihr zugrunde liegt, außer dem Tao. Das Tao ist in dieser Sicht der Welt der endgültige Ursprung aller Dinge, die eigentliche Ursache, die sich mit Worten nicht beschreiben und mit logischem Denken allein nicht erfassen lässt. Im Westen würden wir vielleicht vom göttlichen Ursprung aller Dinge sprechen.

Es gibt ein wundervolles Buch, das über 2500 Jahre alt ist. Es heißt *Tao Te King* und wurde von einem Herrn *Lao Tse* geschrieben. Wenn Sie mehr über das Tao wissen möchten und darüber, wie es uns im Alltag begegnet, empfehle ich Ihnen die Anschaffung dieses Buches.

Yin und Yang

Über »Energie« gibt es mehr zu berichten, als dass sie als Universalkraft allem, was ist, zugrunde liegt. Sie ist nicht einfach nur da, sondern befindet sich dort, wo wir sie beobachten können, in beständiger Bewegung und verändert sich unablässig. Dabei unterliegt sie dem dynamischen Prinzip von *Yin* und *Yang,* welches ebenso wie die Energie selbst unmittelbarer Ausdruck des Tao ist.

Die Menschen jener Kulturepoche, die das Prinzip von Yin und Yang vor Tausenden von Jahren beschrieben haben, müssen die Natur außerordentlich aufmerksam beobachtet haben. Es ist gleichsam ein Geniestreich, in allen Erscheinungen und Veränderungen der Welt ein äußerst einfaches und klares Prinzip zu erkennen.

Yin und Yang beschreiben letztlich nichts anderes als die zwei Seiten einer Medaille. Das heißt, alles, was eine Vorderseite hat, hat auch eine Rückseite. Oder aber: Alles, was ist, besitzt auch ein Gegenstück oder Gegenteil, ohne das es nicht existieren würde und mit dem zusammen es eine Einheit, ein Ganzes bildet.

Yin und Yang zeigen sich zum Beispiel in folgenden Erscheinungen:

Yin	**Yang**
dunkel	hell
kalt	warm
Nacht	Tag
Winter	Sommer
das Passive	das Aktive
das Langsame	das Schnelle
das nach innen Gehende	das nach außen Gehende
die Kraft, die einer Bewegung zugrunde liegt	Bewegung, in der sich Kraft ausdrückt

Auf den menschlichen Körper bezogen sind beispielsweise die Innenseiten der Extremitäten und die Vorderseite des Rumpfes als Yin anzusehen. Mit ihnen treten wir unserer Umwelt offen entgegen und nehmen sie in uns auf, mit ihnen umarmen wir den Menschen, der uns lieb ist. Es sind aber auch unsere verletzlichen Seiten, die wir nicht jedem offenbaren. Im Shiatsu gehen wir mit der Yin-Seite des Körpers, insbesondere mit der Vorderseite des Rumpfes, sehr sorgsam um. Ein fruchtbares Arbeiten wird hier erst möglich, wenn zwischen Behandler und Behandeltem Vertrauen entstanden ist.

Dem gegenüber sind die Außen- und Rückseiten von Armen, Beinen und Rumpf als Yang anzusehen. Yang sind die wehrhaften Seiten unseres Körpers, die wir betonen, wenn wir uns schützen wollen. Gerade am Rücken entwickeln viele Menschen einen regelrechten Schutzpanzer aus verhärteter Muskulatur und Bindegewebe.

Aber Achtung! Yin und Yang sind nicht gegenständlich wie etwa ein Stuhl oder Tisch. Sie sind nicht die Welt selbst, sondern eine Beschreibung der Welt. Sie stellen ein universelles Prinzip dar, das wir in allen Erscheinungen der Welt wiederfinden.

Und: Yin und Yang sind relativ, das heißt, für sich allein ist eine Angelegenheit weder Yin noch Yang. Etwas Dunkles gibt es nur, weil es auch Helles gibt. Und der Tag wird durch die Nacht erst möglich.

Wir könnten nun alle Erscheinungen dieser Welt in Gegensatzpaare beziehungsweise sich ergänzende Gegensätze einteilen. Das wäre sicher sehr interessant (und ist auch gemacht worden). Wichtiger und faszinierender ist jedoch der dynamische Aspekt: Yin und Yang unterliegen einer beständigen Verwandlung, genauer: sie wandeln sich ständig ineinander um. Was Yin ist, bleibt nicht Yin, was Yang ist, bleibt nicht Yang. Yin wird zu Yang wird zu Yin wird zu Yang wird zu ...

Hierin drückt sich die Tatsache aus, das alles, was existiert, sich nicht nur fortlaufend verändert, sondern sich in sein Gegenteil verwandelt, eine Ansicht, die wir im traditionellen fernöstlichen Denken fest verankert finden.

Der Tag-Nacht-Rhythmus, der Wechsel der Jahreszeiten, der weibliche Menstruationszyklus, die sogenannten Biorhythmen oder das unablässige Entstehen und Vergehen des Lebens im Tier- und Pflanzenreich, die kreisförmigen Bewegungen des Alls – in diesen Beispielen zeigt sich offen der zyklische Charakter der Natur.

Oft fällt es uns allerdings schwer, die zyklischen Veränderungen in uns und um uns wahrzunehmen. Das mag daran liegen, dass sich die verschiedenen Erscheinungen überlagern, dass die Umwandlungszyklen mitunter recht lange dauern oder dass Zeit eine relative Angelegenheit ist, der Mensch aber die Neigung hat, das, was jetzt gerade geschieht, für dauerhaft zu erklären, um so die Angst, welche die permanente Veränderung in ihm auslöst, zu verdrängen.

Das Symbol für Yin und Yang ist in den letzten Jahrzehnten auch im Westen weithin bekannt geworden. Auf eine sehr anschauliche Weise stellt es den Zyklus der Veränderungen dar. Ich möchte an Hand dieses Symbols und eines einfachen Beispiels, dem der Jahreszeiten, die Dynamik des Wechsels von Yin und Yang veranschaulichen.

Wir können – wie in jedem Zyklus – beginnen, wo wir wollen. Sommer ist in diesem Zeichen dort, wo die -1- steht. Sie sehen das große helle Feld. Es bedeutet, dass das Yang hier an seinem Höhepunkt ist.

Der Sommer ist hell, die Tage sind lang, und es ist warm. Allerdings ist da bereits der dunkle Punkt im Zentrum des Sommers. Er bedeutet: Wenn sich etwas auf seinem Höhepunkt befindet, trägt es bereits den Keim zu seinem Gegenteil in sich. Man könnte auch sagen: zu seinem Untergang.

Und so ist es: Mit dem Herbst (-2-) beginnt – zunächst kaum merklich, angedeutet durch den schmalen Beginn des dunklen Feldes – die Yin-Jahreszeit, deren Höhepunkt der Winter (-3-) ist. Der trägt bereits ein Gegenteil in sich – den hellen Punkt im großen dunklen Feld. Mit dem Frühling (-4-) beginnt, zunächst ganz zaghaft, die Yang-Jahreszeit. Sie erreicht mit dem Sommer ihren Höhepunkt und trägt dann bereits den Keim zu ihrem Gegenteil in sich und so fort.

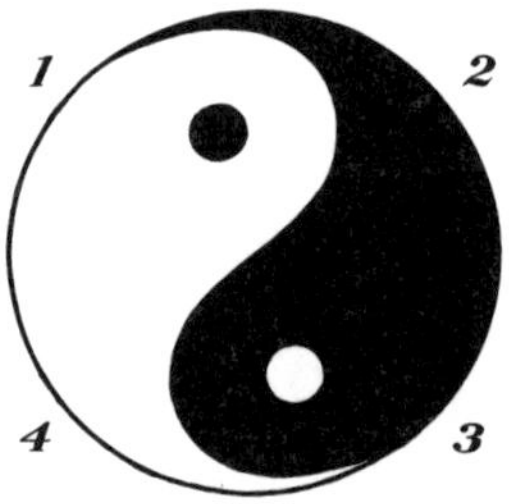

Wie Sie sehen, hat das Jahr vier Phasen oder Jahreszeiten. Die Chinesen waren nun der Meinung, dass es noch eine fünfte Jahreszeit gibt. Meist wird dies als der Spätsommer (Altweibersommer) angegeben. Sie ist aber auch als verbindendes zentrales Element in den anderen vier Jahreszeiten enthalten (nämlich in den letzten 18 Tagen einer jeden Jahreszeit).

Die Fünf Elemente

Nach dem traditionellen chinesischen Denken besteht jeder Yin-Yang-Zyklus aus fünf solchen *Wandlungsphasen* (sich ineinander verwandelnde Phasen). Sie werden im Westen meist als die *Fünf Elemente* bezeichnet und sind ebenso wie das Prinzip von Yin und Yang charakteristisch für die fernöstliche Philosophie.

Die Wandlungsphasen tragen recht blumige Namen, die wir nicht allzu wörtlich nehmen sollten, die uns aber oft wichtige Hinweise auf ihre Natur geben können. Sie lauten *Metall, Erde, Feuer, Wasser* und *Holz*. Mit den Vier Elementen der westlichen Tradition sind sie nicht identisch, wohl aber gibt es viele Übereinstimmungen.

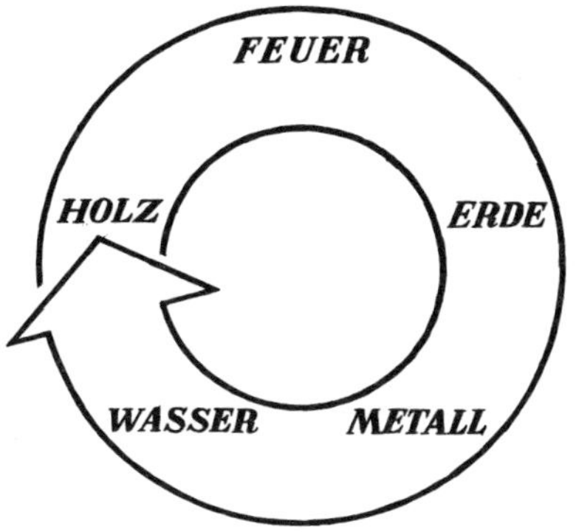

Der Zyklus der fünf Wandlungsphasen

In diesem Zyklus ist das *Holz-Element* die Kraft des Frühlings, das junge Yang, die aufsteigende Kraft des Neubeginns und der Entwicklung. Das *Feuer-Element* ist der Sommer, das reife oder alte Yang. Es ist die Kraft des Überflusses und der überschießenden Freude, aber auch der Harmonie und inneren Ruhe. Die *Erde* ist das Sinnbild des Ausgleichs von Yin und Yang, der Fürsorge und des Ruhens im eigenen Zentrum. Im *Metall-Element* spiegelt sich das junge Yin, der Herbst wider. Es ist sowohl die Kraft der Atmung, des Aufnehmens und des Abgebens als auch der Konzentration und des Rückzugs auf das Wesentliche. Das *Wasser-Element* schließlich ist das reife oder alte Yin, der Winter. Es ist die Kraft schlechthin, die allem Leben zugrunde liegt und neues Leben entstehen lässt.

Die fünf Wandlungsphasen bringen sich gegenseitig hervor, sie beeinflussen sich aber auch auf viele andere Weisen. Diese Zusammenhänge werden sich Ihnen erschließen, wenn Sie sich entscheiden, Shiatsu zu lernen. In meinem Buch »*Fünf Elemente und Zwölf Meridiane*«, ebenfalls im ebenfalls im Bacopa Verlag erschienen, habe ich die Wandlungsphasen ausführlicher beschrieben.

Obwohl sie sich beständig ineinander verwandeln, treten die Fünf Elemente nicht nacheinander auf, sondern sind stets gleichzeitig vorhanden. Sie finden sich überall, alle Erscheinungen der Natur lassen sich einem der Elemente zuordnen beziehungsweise aus der Wechselwirkung verschiedener Elemente verstehen. So zum Beispiel die Landschaften, Pflanzen und Tiere, die Himmelsrichtungen und Klimaveränderungen, die Nahrungsmittel usw.

Im Menschen können wir die Elemente als fünf verschiedene Seiten seiner Persönlichkeit und seines Körpers verstehen, als fünf Zustände und Qualitäten seiner Lebensenergie Ki.

Bereits in der frühesten Zeit unserer Entwicklung im Mutterleib ist das Zusammenwirken dieser Kräfte die Voraussetzung für die Ausbildung unserer Organe und Körperteile. Auch nach der Geburt werden die einzelnen Elemente als verantwortlich für bestimmte Organe und emotionale Zustände betrachtet.

In einer solchen Vorstellung kann der Mensch grundsätzlich nicht als getrennt von seiner Umwelt gesehen werden. Energie ist immer mit allem verbunden, der Mensch immer Teil seines sozialen Umfeldes und der ihn umgebenden Natur. Die lebendige fließende Verbindung ist Voraussetzung für fortwährende Veränderung und Gesundheit. Trennung bedeutet Krankheit und Leid.

Gesund sind wir dementsprechend, wenn die Elemente sich in unserer Umwelt und in uns selber im Zustand einer sich beständig verändernden Harmonie befinden und sich ungehindert gegenseitig hervorbringen können. Behinderungen ihrer permanenten Umwandlung führen zu Stagnationen im Energiefeld und im Energiefluss der Meridiane. In der Folge mag es zum Verlust der Harmonie der Gefühle kommen, zu Störungen der Funktion der Organe bis hin zu ihrer Erkrankung.

Auf den Seiten 26 und 27 finden Sie eine einfache Tabelle, in der die verschiedenen Erscheinungen des Menschen und der Natur dem jeweiligen Element zugeordnet sind.

Sie können diese Liste auch so lesen, dass die Phänomene, die in der senkrechten Spalte eines Elementes untereinander stehen, miteinander verwandt sind. So gehört zum Beispiel Traurigkeit im Metall-Element zur Lunge, Herz und Dünndarm arbeiten im Feuer-Element zusammen, die Augen spiegeln im Holz-Element die Leber wider usw.

Die Lehre der Fünf Elemente eröffnet uns völlig neue Möglichkeiten, die Zusammenhänge unseres Körpers und unseres Alltags zu sehen. Auch vermögen wir, Krankheiten ganz anders zu verstehen. Aus den Symptomen einer Erkrankung können wir auf die in dieses Geschehen am stärksten involvierten Wandlungsphasen und die im Shiatsu zu behandelnden Körperregionen, energetischen Organe und Meridiane schließen.

So wird zum Beispiel eine Erkältung (Entzündung der Atemwege) u.a. auf eine Stagnation im Metall-Element, genauer: der Lungenenergie im Metall-Element zurückzuführen sein. Das Wasser-Element ist das Element des Winters und der Kälte. Leiden, die im Winter oder durch Kälte auftreten beziehungsweise verschlimmert werden, können Ausdruck einer Behinderung des Energieflusses im Wasser-Element sein. Ein unkontrollierter Wutausbruch wird u.a. durch das Holz-Element, genauer: durch einen nicht mehr zurückgehaltenen Stau der Leber-Energie im Holz-Element verursacht.

Im Shiatsu lernen Sie, zu erkennen, welches Element im Besonderen behandlungsbedürftig ist. Eine wichtige Rolle können hierbei die Hara- oder Rückendiagnose spielen, die in diesem Buch für Anfänger nicht besprochen werden. Durch die Arbeit mit den entsprechenden Körperregionen und Meridianen (siehe Tabelle) wird es dann gezielt harmonisiert und gestärkt.

Meridiane

Im Kapitel *Was ist Shiatsu* wurde bereits deutlich, dass die Lebensenergie Ki einerseits vielfältige Ki-Felder im Körper ausbildet, andererseits aber auch auf klaren Wegen zirkuliert, die als Meridiane bekannt sind. Die zwölf Hauptmeridiane (daneben gibt es noch viele Nebenmeridiane sowie sogenannte Außerordentliche Meridiane) und stellen quasi unterschiedliche Abschnitte im Gesamtfeld der Lebensenergie dar.

Die Fünf Elemente manifestieren sich auch in den energetischen Organen und ihren Meridianen, das heißt, der einzelne Meridian trägt die Qualität jeweils eines Elementes. In der folgenden Tabelle können Sie sehen, dass immer zwei Meridiane einem Element zugeordnet sind – mit Ausnahme des Feuer-Elementes, das von vier Meridianen getragen wird.

Die meisten energetischen Organe tragen die Namen von Organen unseres Körpers. Dies weist darauf hin, dass sie in besonderem Maße für die Funktion und Gesundheit dieses Organs verantwortlich sind. Tatsächlich geht die Bedeutung der Meridiane jedoch weit darüber hinaus. Sie umfasst viele andere körperliche und seelische Aspekte unseres Daseins, entsprechend der Funktion des Elementes, zu dem sie gehören. Einige dieser Aspekte finden Sie in der folgenden Tabelle aufgeführt. Die zwölf energetischen Organe repräsentieren sozusagen zwölf verschiedene Seiten der Persönlichkeit und des Körpers eines Menschen.

	Holz	Feuer
Yin / Yang	Junges Yang	Altes Yang
Jahreszeit	Frühling	Sommer
Richtung	nach oben	Ausbreitung in alle Richtungen
Klima	Wind	Hitze
Tageszeit	Morgen	Mittag
Lebenszeit	Kindheit	junges Erwachsenenalter
Meridiane	Leber und Gallenblase	Herz und Dünndarm, Perikard und Dreifacher Wärmer
Körpergewebe	Muskeln und Sehnen	Herz, Blutgefäße
Kraft des Elementes zeigt sich in	Augen, Nägeln	Gesicht
Sinnesorgan	Auge	Zunge
Sinn	Sehen	Sprechen, Verstehen
Körperflüssigkeit	Tränen	Schweiß
Verhalten in Belastungssituationen	Kontrolle, Selbstbeherrschung, ruhig	Traurigkeit, keine Freude
Gefühl	Ärger, Zorn, Wut	Freude
Klangfarbe der Stimme	laut	lachend, kichernd
Farbe	grün	rot
Geruch bei Störung des Elementes	sauer, ranzig wie Schweiß	verbrannt
Geschmack	sauer	bitter
Körperregionen	Schulter, Seiten des Körpers, rechter Brustkorb – Rippenbogen	Gesicht, Brustkorb, v.a. hinter dem Brustbein und zwischen den Schulterblättern, Handgelenke und Hände

Erde	Metall	Wasser
Gleichgewicht von Yin und Yang	Junges Yin	Altes Yin
Spätsommer	Herbst	Winter
verbindend	nach innen	nach unten
Feuchtigkeit	Trockenheit	Kälte
Nachmittag	Abend	Nacht
Mitte des Lebens	Reife und hohes Alter	Tod und Geburt
Milz und Magen	Lunge und Dickdarm	Niere und Blase
Bindegewebe, »Fleisch«	Haut	Knochen und Knochenmark
Lippen	Körperhaar	Kopfhaar
Mund	Nase	Ohr
schmecken	riechen	hören, Gleichgewichts-sinn
Speichel	Schleim	Urin
Aufstoßen, Sturheit, Uneinsichtigkeit	Husten Verweigerung	Zittern
Mitgefühl	Trauer	Angst, Furcht
singend	traurig oder ausdruckslos	stöhnend
gelb, braun	weiß	schwarz, blau
unangenehm süßlich	verdorben, abgestanden	faulig, verwesend
süß	scharf	salzig
Vorderseite des Körpers, Bauch, linker Brustkorb – Rippenbogen – Schulter, Mund	Oberer Brustkorb (Vorderseite und Rückseite) – Schultern – Oberarme, Unterbauch und unterer Rücken	Rückseite des Körpers, Unterbauch und unterer Rücken, Knie, Fußgelenke und Füße

Hier als Beispiel ein Ausschnitt aus dem Spektrum der Funktionen des Herz-Meridians:

Die Herz-Energie ist zusammen mit der Energie von Perikard, die auch zum Feuer-Element gehört, für das Schlagen des Herzens und den Blutkreislauf verantwortlich. Sie regiert die Zunge und die Fähigkeit, sich durch die Sprache auszudrücken. Sie sorgt für das harmonische Zusammenspiel (Resonanz) aller anderen Meridian-Energien und ermöglicht so Harmonie und inneren Frieden. Freude ist ebenso Ausdruck der Herz-Energie wie die Unfähigkeit, Freude zu empfinden. Eine Störung im Feuer-Element mag sich (unter anderem) in einer auffallenden Röte des Gesichts zeigen oder in einer Abwesenheit des normalen leichten Rottons.

Schon vor Jahrtausenden sind die Verläufe der Meridiane genau beschrieben worden. Über eine Vielzahl »tiefer Verläufe« verbinden sie die inneren Organe. An der Oberfläche des Körpers bilden die Hauptäste der Meridiane ein dichtes Netz, das wir mit unseren Händen berühren können.

Damit befinden wir uns mitten im Thema Shiatsu. Denn der Ki-Strom in unserem Körper hat eine wundervolle Eigenschaft: Er reagiert auf Berührung.

Einfache, tiefe Berührung an der Oberfläche des Körpers löst nicht nur Stauungen an der Oberfläche, sondern wirkt sich auf die Energiefelder und -ströme in der Tiefe aus und harmonisiert das zu dem jeweiligen Meridian gehörende Element. Auf diesem Weg wirkt Shiatsu so bis in die Tiefe unseres Körpers, unserer Gefühle, unserer Person.

3 Schulter- und Hara-Kultur

Wir üben Shiatsu auf einer Matte auf dem Boden aus. Wenn Sie einen Blick in eine traditionelle japanische Wohnung werfen (wie sie sich auch heute noch finden lässt), werden Sie feststellen, dass das ganze Leben viel näher zum Boden abläuft als bei uns.
Die Tische sind zum Beispiel niedriger, Stühle sind kaum zu finden, die Mahlzeiten werden auf einer Matte kniend eingenommen. Es war in der japanischen Kultur immer von größter Bedeutung, guten Kontakt zum Boden zu haben. Diese Bedeutung nimmt im modernen Japan rasch ab, was allerdings die Aussage nicht einschränkt.

Ein Leben, das in der Nähe des Bodens abläuft, lässt die Schwerkraft unmittelbar wahrnehmbar werden. Im Shiatsu ist die Arbeit auf der Matte die Voraussetzung, dass die Schwerkraft, die die Kraft der Erde ist, ohne unsere Anstrengung für uns wirken kann.

Die Erde ist im fernöstlichen Weltbild das Zentrum, das uns Kraft, Stabilität und buchstäblich den Boden unter den Füßen garantiert. Als Zentrum unseres Körpers wird der Bauch angesehen, im Japanischen Hara genannt. Ein starkes Hara wurde zu allen Zeiten als Voraussetzung für seelisches und körperliches Wohlergehen angesehen. Schauen Sie sich die Darstellung eines Buddha an. Sein ruhiges und starkes Hara werden Sie als dicken Bauch dargestellt wieder erkennen.

Man könnte mit gutem Grund die traditionellen fernöstlichen Kulturen als Hara-Kulturen bezeichnen – insofern, als die Stärke und Präsenz des Hara von großer Bedeutung war, beispielsweise in der Erziehung oder den Kampfkünsten.

Wollte man dieses Wortspiel weitertreiben, müsste man unsere westliche Kultur eine Schulter-Kultur nennen. Wenn Sie in einem Comic-Heft oder in einem Magazin für Bodybuilding blättern, tritt Ihnen mitunter grotesk übersteigert – man könnte auch sagen unverhüllt – das männliche Schönheitsideal des Westens entgegen: am wichtigsten sind die Schultern, Muskelpakete signalisieren Stärke. Becken und Hara bleiben dabei knabenhaft.

Auch wer keine Comics liest und dem Bodybuilding distanziert gegenübersteht, wird bei aufmerksamer Beobachtung feststellen, dass er in Stress- und Angstsituationen die Schultern anspannt. Vielleicht ist es ein kulturelles Phänomen des Abendlandes, dass wir bei jeder zielgerichteten Aufmerksamkeit, bei jeder Anstrengung in Schultern und Nacken festhalten und den Energiefluss in diesem Bereich blockieren. Es leuchtet ein, dass der Kontakt zum eigenen Zentrum und zum Boden so vernachlässigt wird.

Ich will damit keineswegs sagen, dass die traditionelle japanische Kultur besser wäre als die abendländische. Ich möchte auf Unterschiede hinweisen, die verständlich werden lassen, warum wir Shiatsu so ausüben und nicht anders.

Im Shiatsu arbeiten Sie mit Ihrem ganzen Körper. Ihre Schultern sind dabei nicht wichtiger als Ihre Füße. Anstatt die Schultern anzuspannen, um Druck auszuüben, können Sie beispielsweise Ihr eigenes, entspanntes Gewicht die Arbeit tun lassen. Das geht am besten auf einer Matte auf dem Boden.
Nach und nach werden Sie Ihren Körper neu kennenlernen und entdecken, wie es möglich ist, mit oder besser aus dem Hara zu arbeiten. Sie werden das Sinken, das sich leicht Aufrichten und Ausdehnen erforschen und erleben, dass die Kraft Ihrer Bewegungen aus Ihrem eigenen Zentrum kommt, ohne dass Sie hierfür Ihre Muskeln strapazieren müssten.

Aus dem Hara arbeiten bedeutet auch, gelassen zu bleiben. Stellen Sie sich einen Anderthalb-Zentner-Mann vor, der wegen Kreuzschmerzen zu Ihnen kommt. Beim ersten Anblick fühlen Sie sich vielleicht zu schwach, diesen Menschen zu behandeln. Wie sollen Sie durch seine Muskeln hindurchkommen? Indem Sie gelassen bleiben. Versuchen Sie nichts zu erzwingen und lassen Sie Ihr Gewicht und ihre leichte Ausdehnung für sich arbeiten. So wird Ihr Shiatsu tief gehen, ohne dass Sie seinen Muskelpanzer knacken müssten.

Das sind die Grundsätze:

- guter Kontakt zum Boden, leichte innere Aufrichtung und Ausdehnung
- das eigene Körpergewicht als Instrument einsetzen
- gelassen und natürlich bleiben
- nichts erreichen oder verändern wollen
- einfach nur da sein, berühren und zuschauen, wie sich das Berührte von selbst verändert

Wenn Sie sich daran halten, haben Sie gute Voraussetzungen, Ihr Hara zu entdecken.

4 Einige grundlegende Prinzipien

Die grundlegenden Informationen der folgenden Seiten sollten Ihnen vertraut sein, bevor Sie mit Shiatsu beginnen.

Arbeit mit dem eigenen Körpergewicht

Grundlage eines guten Shiatsu ist der gute Kontakt zum Boden unter uns. Wenn wir darauf vertrauen (es vielleicht sogar genießen) können, dass der Boden uns trägt, wird es viel leichter, einfach nur da zu sein und nichts Besonderes erreichen zu wollen. Der Boden unter uns bietet ein verlässliches Fundament, von dem aus wir uns leicht innerlich aufrichten können.
Dann wird es leicht, im Oberkörper und den Schultern loszulassen und ohne Anstrengung die Tiefe eines Punktes zu erreichen und zu berühren. Jeglicher Druck, den Sie auf den Körper Ihres Partners ausüben, ist der Druck Ihres Gewichtes und der Ausdehnung Ihrer Arme. Sie lassen die Schwerkraft für sich arbeiten, dabei dehnen Sie sich leicht aus, so dass keine Enge in ihrem Körperraum entsteht.
Um Ihnen eine Vorstellung dessen zu geben, was damit gemeint ist, stelle ich Ihnen hier eine kleine Übung vor: Knien Sie auf allen Vieren auf einem Teppich oder einer Decke. Bleiben Sie eine Weile in dieser Haltung und nehmen Sie Ihr Gewicht gleichermaßen in Händen und Füßen wahr. Registrieren Sie den Druck, den es über Ihre Arme und Beine auf den Boden ausübt. In gewisser Weise machen Sie jetzt bereits Shiatsu, und zwar mit dem Boden.

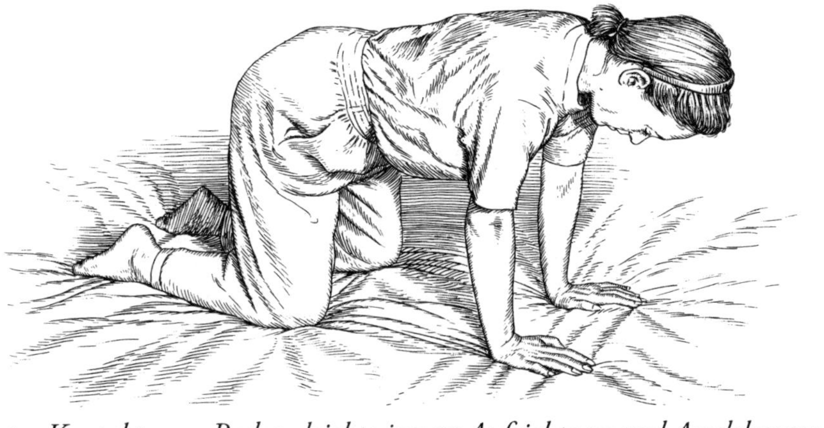

Guter Kontakt zum Boden, leichte innere Aufrichtung und Ausdehnung und die Schwerkraft

Nun verlagern Sie Ihr Gewicht zunächst in die Hände, dann mehr auf die Knie. Geben Sie anfangs mehr Gewicht in die rechte Hand (registrieren Sie, wie die linke dabei entlastet wird), jetzt in die linke Hand (die rechte wird dabei entlastet). Verlagern Sie es auch in das rechte und linke Knie und beobachten Sie, wie dies den Druck in den Händen vermindert. Achten Sie dabei darauf, dass Sie nicht schwerfällig quasi in den Boden hinein fallen, sondern sich leicht vom Boden entfernen, während Sie Ihr Gewicht wirken lassen. Mit dieser einfachen Technik des Gewichtverlagerns können Sie mühelos den Druck in Ihren Händen sehr fein regulieren.

Shiatsu ist oft mit dem Krabbeln eines Babys verglichen worden, dessen Natürlichkeit und Unbekümmertheit im Einsatz des eigenen Körpers wir als Vorbild für unsere Arbeit ansehen. Nachdem Sie zuvor auf allen Vieren gekniet haben, setzen Sie sich deshalb nun in Bewegung, krabbeln Sie durch den Raum! Lassen Sie es eine spielerisch leichte und fließende Bewegung werden. Es mag sein, dass Sie seit Ihrer Kindheit ein wenig aus der Übung gekommen sind. Es lohnt sich, es wieder zu lernen, denn Sie werden im Shiatsu Ihren Körper in der gleichen Weise einsetzen wie beim Krabbeln auf dem Boden.
Später, mit mehr Erfahrung, werden Sie entdecken, dass es möglich ist, auch nahezu ohne den Einsatz des Körpergewichtes mit entspannter Ausdehnung aus dem Inneren Ihres Körpers, aus dem Hara heraus zu arbeiten.

Zwei Hände

Shiatsu bedeutet, mit Raum zu arbeiten. Sie berühren nicht nur die Oberfläche des Körpers, sondern nehmen Kontakt auf zur Tiefe unter den berührten Stellen, Sie halten diesen Raum quasi in Ihren Händen. Da das mit zwei Händen sehr viel besser geht als mit nur einer Hand, arbeiten Sie im Shiatsu nahezu immer mit zwei Händen.
Meist liegt dabei die eine Hand ruhig an einer Stelle (Ruhende Hand oder Mutterhand genannt), während die andere (Wandernde Hand oder Botenhand) »unterwegs« ist, das heißt, zum Beispiel einen Meridian entlanggeht. Es ist wichtig, sich vor Augen zu halten, dass beide Hände gleichermaßen aktiv sind. Die Wandernde Hand, indem sie nach außen geht, die Ruhende Hand, indem sie guten Kontakt herstellt, Verbindungen ermöglicht und feinste Veränderungen wahrnimmt.

Dem Anfänger wird es immer wieder passieren, dass er mit seinem Bewusstsein nur bei der scheinbar aktiveren Wandernden Hand ist, dabei die Ruhende Hand jedoch quasi vergisst. Wenn Sie in dieser Weise lediglich »mit einer Hand arbeiten«, schränken Sie die Möglichkeit der Wirkung ihrer Berührung und der Wahrnehmung deutlich ein. Es ist, als ob Sie Musik nur aus einem Lautsprecher hören, obwohl die Stereoanlage mit dem zweiten Lautsprecher die Möglichkeit bietet, den Klang auch in seiner Tiefe – eben stereo – wahrzunehmen.

Das wache Zusammenspiel Ihrer beiden Hände ermöglicht im Körper Ihres Partners eine energetische Verbindung zwischen den beiden Stellen, die Sie halten. Das geschieht ganz von selbst. Sie müssen außer Ihrer Offenheit nichts dazu beitragen. Auch Ihre eigene Energie fließt nicht in das Geschehen mit ein. Sie wirkt eher wie ein Katalysator, das heißt, sie ermöglicht die Verbindung, verändert sich dabei selbst aber nicht oder nur sehr wenig.

Eine gute Haltung

Ihre eigene Körperhaltung ist im Shiatsu von großer Bedeutung. Sie offenbart, wie weit Sie in der Kunst gekommen sind, »aus dem Hara« zu arbeiten. Die richtige Haltung zu lernen, bedarf der persönlichen Anleitung durch einen Lehrer in einem Shiatsu-Kurs. Hier jedoch einige Stichpunkte:
Achten Sie darauf, dass sie stets eine möglichst einfache und klare Position einnehmen. Verstehen Sie mich nicht falsch: damit ist nicht irgendeine bequeme Haltung gemeint, denn bequem heißt nicht immer zugleich einfach und klar. Oft ist eine einfache Haltung anfangs unbequem, und erst mit der Übung entdeckt man die Leichtigkeit, die sie ermöglicht..

Wichtig ist ferner der »satte« Kontakt zum Boden unter Ihnen. Von diesem Kontakt aus können Sie sich innerlich leicht aufrichten. Eine solche leichte innere Aufrichtung führt dazu, dass Ihr Rücken relativ gerade wird, ohne dass er sich dafür verkrampfen und starr werden müsste.Auf diese Weise ist Ihr Bauch nicht abgeknickt, und Sie können frei atmen. Wenn Sie Shiatsu als anstrengend empfinden, verändern Sie Ihre Haltung! Meistens ist das die Lösung.

Eine gute Haltung ermöglicht es Ihnen, Ihr Hara auf einfache und entspannte Weise direkt vor den Ort zu platzieren, an dem Ihre Hände gerade arbeiten und wo darum Ihre Aufmerksamkeit ruht. Es ist so als würden Sie diesen Ort mit Ihrem Hara betrachten.
Drei Bereiche sind dabei von besonderer Bedeutung: Ein Punkt etwa in der Mitte des Brustbeines – weil Energie letztendlich Liebe ist und wir nur mit der Offenheit des Herzens in einen lebendigen Kontakt mit energetischen Strukturen wie beispielsweise den Meridianen treten können. Ebenso wichtig ist der Bereich des Solar Plexus im Oberbauch – weil dies der Ort ist, mit dem Sie Ihrem Partner im Shiatsu begegnen; er sollte darum möglichst offen und entspannt sein. Schließlich das Tan Den, das energetische Kraftzentrum etwa in der Mitte des Unterbauches – weil dort Ihre Lebenskraft zuhause ist.
In der Shiatsu-Praxis werden Sie lernen, in diesen drei Bereichen Ihres Körpers anwesend zu sein und Ihre Präsenz dort auch zu spüren.

Besondere Aufmerksamkeit sollte dabei auf den Solar Plexus im oberen Bauchraum gelegt werden, denn in unserer Kultur sind wir vielfach gewohnt, der hier stattfindenden Begegnung mit dem Gegenüber auszuweichen. Dann knicken wir dort leicht ein, so dass dieser Bereich sich zurückzieht und wir dem anderen nicht direkt begegnen müssen.

Achten Sie auf diese Hinweise, gehen Sie aber freundlich und geduldig mit sich selber um und verlangen Sie nicht zu viel von sich. Eine gute Haltung entdecken und verstehen Sie Schritt für Schritt, wenn Sie bewusst Shiatsu machen.

Das Geheimnis des Tsubo

Schaut man in einen Akupunkturatlas, bekommt man den Eindruck, als sei ein Akupunktur- beziehungsweise Akupressurpunkt *(Tsubo)* ein kleiner Punkt auf der Körperoberfläche. Die Shiatsu-Praxis zeigt jedoch, dass die Tsubos keine stecknadelkopfgroßen Punkte, sondern dreidimensionale Gebilde von unterschiedlicher Ausdehnung sind. Sie finden sich nicht nur an den in Büchern definierten Stellen, sondern können überall im Verlauf eines Meridians und abseits der Meridiane liegen. Eigentlich kann jede Stelle der Körperoberfläche zur Eintrittspforte eines Tsubo werden.

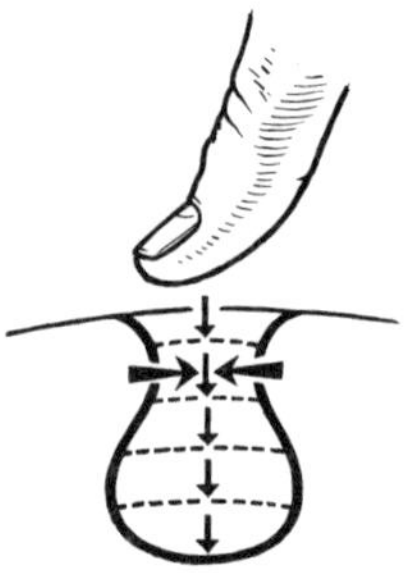

Auf der Haut mögen die Punkte wie ein Cent oder größer als eine ein 2-Euro-Münze sein. Stets besitzen sie ein Zentrum, in dem sie für den Behandler am intensivsten wahrnehmbar sind. Dieses Zentrum findet sich nicht auf der Oberfläche, sondern in unterschiedlicher Tiefe. Es gehört zur fortgeschrittenen Kunst des Shiatsu, jede Stelle in der richtigen Tiefe zu berühren.
Man hat den Tsubo auch mit einem Gefäß verglichen, wobei sein energetisches Zentrum in diesem Bild auf dem Boden des Gefäßes liegt. Es ist wichtig, es nicht überfallartig zu drücken. Das würde zu körperlicher und seelischer Abwehr seitens des Behandelten führen: Das Gefäß würde sich verschließen.

An jeder Stelle des Körpers durchwandern Sie viele Schichten, bevor Sie das Zentrum im Grund des Tsubo treffen. Jede dieser Schichten fühlt sich ein wenig anders an und in jeder hat Ihre Berührung eine andere Wirkung. Versuchen Sie als Anfänger, mindestens fünf solcher Schichten wahrzunehmen, während Sie in den Tsubo einsinken.

Auch wenn die Berührung in jeder Schicht des Einsinkens ihre eigene Wirkung und Bedeutung hat, ist es doch der Kontakt im Zentrum, auf den es letztlich ankommt. Hier entfaltet sich die spezifische Wirkung des Shiatsu, hier zu sein ist das Ziel der Berührung im Shiatsu.

Es ist für den Anfänger meist nicht leicht, festzustellen, wann er im Zentrum eines Tsubo angekommen ist. Grundsätzlich kann man sagen, dass Ihre Berührung unbefriedigend wäre, würden Sie diesen Punkt nicht erreichen. Andererseits würden Sie *etwas erzwingen*, wenn Sie über ihn hinausgingen.

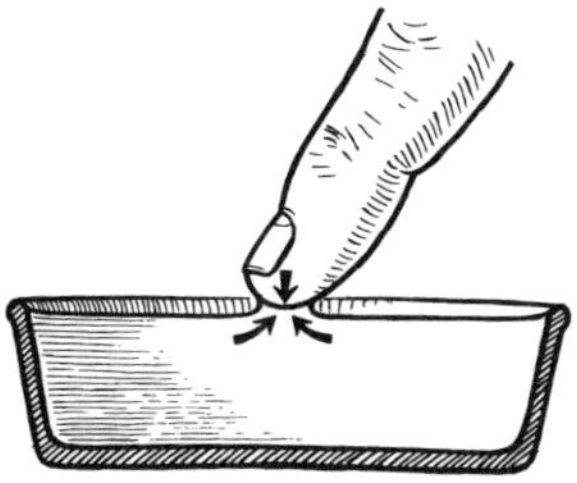

Die Wasseroberfläche kommt dem Finger entgegen und verbindet sich mit ihm

Mit zunehmender Shiatsu-Praxis werden Sie die Erfahrung machen, dass Sie selber sich entscheiden müssen, wo Sie die »richtige Tiefe« erreichen. In gewisser Weise begegnen sich dort die Kraft Ihrer Berührung und die Kraft Ihres Partners. Es ist – um ein weiteres Gleichnis zu nehmen – als wenn Ihr Finger sich in einer Schale der Oberfläche des Wassers nähert: In der richtigen Entfernung, kurz bevor Sie sie berühren, kommt Ihnen die Oberfläche entgegen und verbindet sich mit der Kuppe Ihres Fingers. Ihr Partner geht freiwillig mit Ihnen, darin liegt die Kraft des Shiatsu. Sie brauchen sich nicht anzustrengen.

Gelegentlich ist die Berührung in der richtigen Tiefe für Ihren Partner schmerzhaft. Dieser Schmerz, welcher Ausdruck einer energetischen Stagnation in dem Punkt ist, ist fast immer annehmbar. Anders der Schmerz, der entsteht, wenn Sie angespannt sind (z. B. in Schultern und Handgelenken), etwas erzwingen wollen und noch tiefer in den Tsubo hineingehen als nötig. Solch ein Druck ist schwer tolerierbar, der Körper Ihres Partner wird in eine Schutzreaktion gehen, Ihnen Widerstand entgegensetzen und sich anspannen. Ihre Behandlung wird dadurch deutlich an Wirksamkeit verlieren.

Sind Sie im Zentrum eines Tsubo angekommen, verweilen Sie dort einen Augenblick! Es ist unmöglich zu sagen, wie lange dies sein sollte, da jeder Punkt einen unterschiedlichen »Bedarf« hat. Dies wahrzunehmen setzt einige Erfahrung voraus. Für Anfänger sind 2-3 Sekunden eine gute Zeitdauer.

In gewisser Hinsicht ist das Verweilen im Zentrum des Tsubo der wichtigste Augenblick im Shiatsu. Jetzt sollten Sie nicht weiter einsinken und auch nicht bereits beginnen, herauszugehen, sondern einfach nur dort sein. Auch als Anfänger werden Sie immer wieder erstaunt bemerken, dass sich dort etwas verändert, während Sie offen und entspannt den Punkt halten. Es öffnet sich das Energiefeld in diesem Punkt, eine Stagnation löst sich teilweise auf, manchmal reagiert der ganze Mensch auf eine solche einfache Berührung. Dies ist die Voraussetzung dafür, dass Ihr Shiatsu bei Ihrem Partner mehr bewirkt als nur angenehmen Druck. Mit zunehmender Erfahrung werden Sie die verschiedenen Qualitäten dieser Öffnung kennenlernen und schließlich feinste Veränderungen wahrnehmen.

Die richtige Art, den Daumen zu benutzen

Der Daumen gilt vielen als das Symbol für Shiatsu schlechthin. Aus Japan, wo mehr als bei uns die Sprache durch eine deutliche Gestik unterstützt wird, wurde mir berichtet, dass mitunter die Gesprächspartner beim Wort Shiatsu bekräftigend beide Daumen nach oben weisend vor sich hielten.

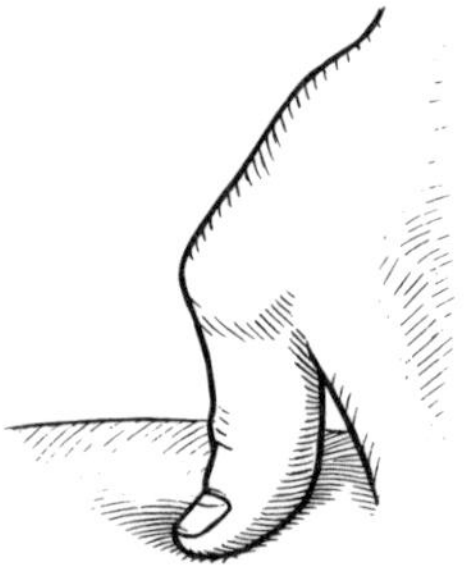

Der richtige Einsatz des Daumens

Tatsächlich aber ist das wichtigste Instrument im Shiatsu nicht etwa Ihr Daumen, sondern Ihr ganzer Körper, der gleichsam als Resonanzraum Ihrer Berührung Tiefe und Bedeutung gibt, ganz ähnlich wie der Korpus einer Gitarre den vollen Klang erst ermöglicht.

Auch können Sie mit vielen anderen Stellen Ihrer Arme und Beine berühren. Als Anfänger werden Sie zunächst vor allem mit dem Handballen arbeiten – und Sie sollten mit dem Einsatz Ihres Gewichtes auf den Handballen gut vertraut sein, bevor Sie mit Ihrem Daumen Shiatsu machen. Darüber hinaus setzt der Fortgeschrittene häufig Ellenbogen und Knie, einige setzen sogar die Füße ein. Sie sehen, unsere Daumen sind nur ein Instrument unter vielen, wenn auch ein sehr wertvolles.

Der Einsatz des Daumens will geübt sein. Arbeiten Sie mit entspanntem Handgelenk und Hand. Vermeiden Sie, mit der Spitze des Daumens zu bohren. Dieser Druck würde aus der Schulter und aus einem starrem Arm kommen und nur verletzen, jedoch nichts bewirken. Statt dessen stellen Sie sich vor, dass Ihr ganzer Arm sich von der Schulter bis zur Hand leicht ausdehnt, und lassen Sie gleichzeitig entspannt einen Teil Ihres Gewichtes auf die vordere Hälfte der Fläche des Daumenendgliedes wirken.

Wenn man die Daumen in dieser Weise benutzt, kann es geschehen, dass sie nach einigen Tagen zu schmerzen beginnen. Das ist nur natürlich, denn normalerweise üben Ihre Daumen nicht einen solchen Druck aus. Sie müssen ihnen Zeit geben, sich daran zu gewöhnen. Stellen Sie sich bei Schmerzen einfach vor, dass der Daumen ganz durchlässig wird und seine Gelenke sich ausdehnen. Das hilft meistens in erstaunlicher Weise. Wenn es zu schmerzhaft wird, sollten Sie für einige Tage, eventuell auch Wochen auf den Einsatz des Daumens verzichten und nur mit den Handballen behandeln. Dann wird es wieder gehen.

Zum Schluss dieses Kapitels möchte ich Sie nochmals darauf hinweisen, dass Shiatsu sich nicht aus Büchern lernen lässt. Haben Sie Geduld mit sich! Erwarten Sie nicht, alle diese Dinge zu beherrschen, nachdem Sie sie einmal gelesen und ausprobiert haben. Denn wenn es sich auch um grundlegende Techniken handelt, so erschließen sich ihre Feinheiten doch erst durch beharrliches Üben.

5 Die Kunst ist, bei sich zu bleiben

Eines der häufigsten Missverständnisse über Shiatsu besagt, dass man ganz viel spüren oder fühlen müsse. Da dieses Missverständnis gleichzeitig eine häufige Ursache für schlechtes Shiatsu ist, möchte ich an dieser Stelle betonen:

Shiatsu hat nichts mit fühlen *wollen* zu tun.

Wollen wir etwas fühlen, dann gehen wir auf die Suche. Durch das Suchen aber verschließen wir die Poren unserer Wahrnehmung. Wer etwas sucht, hat eine Vorstellung von dem, was er sucht (und sei sie noch so unklar). Er ist nicht mehr zu überraschen.

Shiatsu bedeutet aber, überrascht zu werden, bedeutet, völlig Neues zu entdecken. Bedeutet, zu erleben, was zu uns kommt, wenn wir bei uns selbst sind und trotzdem mit dem anderen. Das, was da entsteht, ist immer überraschend, weil noch nie da gewesen. Wenn wir fühlen wollen, etwas erreichen wollen, verschließen wir uns diesem Erlebnis.

Ein ebenso häufiges und genauso schädliches Missverständnis über Shiatsu besagt, dass wir für den Menschen, der zu uns kommt, etwas tun müssten. Wir müssten durch unsere Arbeit etwas verändern in seinem Körper, müssten ihm Kraft geben (unsere Kraft?), damit es ihm besser gehe. Wir müssten ihm wieder auf die Beine helfen.
Wahr ist, dass wir für den Partner nichts tun können, außer aufmerksam zu berühren, alles andere muss und kann er selber in Bewegung setzen. Es gibt keine Probleme, die wir für ihn lösen könnten; er ist der einzige, der sie lösen kann und wird. Alles, was wir durch unsere Behandlung bewirken, ist, dass wir ihn und seinen Körper an etwas erinnern. Vielleicht, dass es andere Lebens-, Gefühls- und Körpermuster für ihn gibt als die, in die er sich verbissen hat. Das geschieht durch unsere Anwesenheit und vertrauensvolle Arbeit. Wir sind sozusagen Katalysatoren, die in die Reaktion selber nicht mit eingehen. Wir bleiben bei uns!

Lassen Sie es sich also gut gehen, wenn Sie Shiatsu machen. Opfern Sie sich nicht auf und geben Sie sich nicht so viel Mühe, vor allem nicht die schreckliche Mühe, ein gutes Shiatsu zu machen! Am besten, Sie sitzen einfach da und genießen den den Kontakt mit dem anderen Menschen. Dann wird es Ihnen gelingen, offen zu bleiben für das, was der Körper Ihres Partners Ihnen erzählen möchte.

Nun fällt es den meisten, die mit Shiatsu beginnen, nicht leicht, in dieser Weise einfach nur da zu sein. Wie frustrierend kann es sein, sich zu einem natürlichen und entspannten Zustand zwingen zu wollen. Doch das ist gar nicht nötig. Die Praxis des Shiatsu selbst stärkt diese Seite in uns. Als ich Shiatsu kennenlernte, sammelte ich erste Erfahrungen, indem ich abends nach anstrengender Arbeit meine Freunde behandelte. Damals überzeugte mich Shiatsu, weil ich mich anschließend so wundervoll entspannt, innerlich ruhig und im Gleichgewicht fühlte.
Später lernte ich, dass es sehr gut ist, bereits vor dem Shiatsu oder sonst am Tage Übungen zu machen, die die Bereitschaft zu einem solchen Zustand fördern. Dazu bieten sich viele Möglichkeiten an, zum Beispiel Körperübungen wie die Meridianübungen, die am Ende dieses Buches beschrieben werden. Wer weitersucht, stößt schnell auf Yoga, Meditation, Tai Qi, Qi Gong und anderes.

Im Folgenden möchte ich einige einfache und für jeden auch ohne Vorkenntnisse sofort nachvollziehbare Atemmeditationen vorstellen. Es versteht sich von selbst, dass dies keine allgemeine Einführung in die Praxis der Meditation sein kann. Es sind schlichte Übungen, die das »Bei sich selbst sein« und die lebendige Verbindung unseres Haras zu unseren Händen fördern:

Schaffen Sie in Ihrem Zimmer eine ruhige und angenehme Atmosphäre. Setzen Sie sich in den Fersensitz oder in den Schneidersitz auf ein festes Kissen und eine zusammengelegte Decke. Wählen Sie anfangs lieber eine Decke oder ein Kissen mehr, weil Sie Rückenschmerzen bekommen könnten, wenn der Sitz zu niedrig ist. Idealerweise sind jetzt beide Knie in Kontakt mit dem Boden; bei diesen kurzen Übungen ist das allerdings nicht unbedingt erforderlich. Sollten alle diese Positionen für Sie sehr schwierig sein, können sie sich auch einfach auf einen Stuhl setzen.
Sitzen Sie nun mit geradem und doch weichem Rücken. Lassen Sie die Schultern und Arme, das Becken und die Beine los und schauen Sie Ihrer Atmung zu, wie sie normal und natürlich fließt. Bleiben Sie eine Weile in dieser Position sitzen.

1. Übung

Ihre Hände liegen entspannt auf den Oberschenkeln. Atmen Sie langsam und ganz leicht durch die Nase ein. Mit der Einatmung fließt Atem-Energie in Ihr Zentrum, Ihr Hara. Bitte beobachten Sie nur. Zwingen Sie sich nicht, dorthin zu atmen, denn das wäre nutzlos und höchstens schädlich.

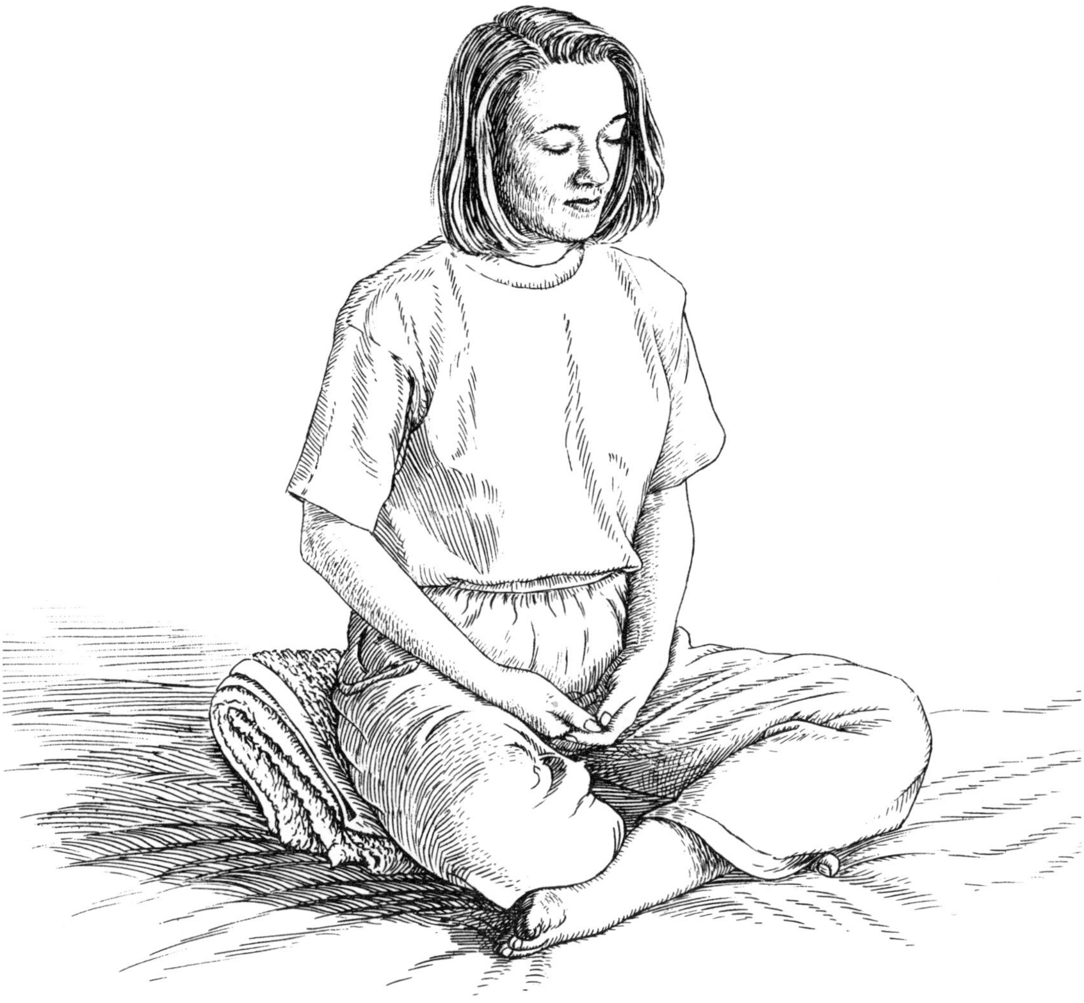

Einfache Atemmeditationen fördern die Fähigkeit, bei sich selbst zu sein

Halten Sie dann sanft den Atem für einen kurzen Augenblick. Dabei sind Sie mit Ihrer Aufmerksamkeit im Zentrum Ihres Haras, knapp unterhalb des Bauchnabels. Schließlich atmen Sie durch den leicht geöffneten Mund wieder aus. Tun Sie dies noch langsamer und noch leichter als bei der Einatmung! Zählen Sie beim Einatmen langsam bis 5, ebenso halten Sie den Atem über 5 Takte. Die Ausatmung geht über 10 Takte, also deutlich langsamer. Führen Sie diese Atmung 10 Mal durch. Bleiben Sie danach noch eine Weile in der gleichen Position sitzen und atmen Sie nun ganz normal.

2. Übung Eine Ergänzung zur ersten Übung. Atmen Sie wie dort ein, halten Sie den Atem und atmen Sie wieder aus. Nehmen Sie nun beim Halten des Atems wahr, wie sich bei jedem Atemzug Kraft in Ihrem Hara sammelt. Beobachten Sie, wie diese Kraft mit der Ausatmung nach oben steigt, über das Herz in die Schultern fließt, von dort in die Arme und schließlich in die Hände.

Machen Sie diese Atemübung 20 Mal. Beobachten Sie, wie Sie dabei innerlich loslassen und Ihre Hände und Handgelenke entspannen. Am Schluss wird Ihre Aufmerksamkeit in Ihrem Hara und Ihren Händen ruhen. Sie nehmen die Verbindung wahr, die zwischen diesen drei Polen Ihres Körpers besteht. Bleiben Sie für einige Atemzüge so sitzen – oder so lange, wie Sie wollen.

3. Übung Eine weitere Übung: Sie sitzen wie in den vorangegangenen Übungen, atmen leicht und ruhig. Zählen Sie nun innerlich sehr langsam rückwärts von 10 bis 1. Bei jedem dieser zehn Schritte lassen Sie etwas mehr Ihre Umwelt aus Ihrem Bewusstsein hinausgleiten. Gleichzeitig sinken Sie mit Ihrer Aufmerksamkeit in Ihr Kraftzentrum, Ihr Hara. Sind Sie bei 1 angekommen, werden Sie vollkommen bei sich selbst sein. Bleiben Sie eine Weile so sitzen.

Beobachten Sie nun, wie sich mit jeder Atmung die Aufmerksamkeit in Ihrem Zentrum ausdehnt. Bald füllt Sie das ganze Hara aus, dehnt sich weiter aus und füllt den Brustkorb aus, fließt weiter in Kopf und Nacken, in Arme und Beine. Bei alledem bleiben Sie mit Ihrer Aufmerksamkeit in Ihrem Hara.

Schließlich ist Ihr Körper ganz ausgefüllt. Sie sind wach, entspannt spüren Sie jeden Winkel Ihres Körpers. Sogar seine Oberfläche ist Ihnen bewusst, und Sie können in Ihrem wachen und entspannten Körper alles, was Sie umgibt, wahrnehmen.

Bleiben Sie eine Weile so sitzen und genießen Sie den Zustand.

6 Ihre erste Shiatsu-Stunde – Shiatsu in der Bauchlage

Sie können Shiatsu an einer liegenden oder sitzenden Person ausüben. Dieses Buch beschränkt sich auf die Darstellung der Techniken, die beim Liegen angewandt werden. Die Sitztechniken werden Sie sehr gut in einem Shiatsu-Kurs lernen.

Shiatsu im Liegen kann in drei Hauptpositionen ausgeführt werden, nämlich in der *Bauchlage*, der *Rückenlage* und der *Seitenlage*. In den folgenden drei Kapiteln stelle ich Ihnen die Basistechniken für diese Positionen vor. Damit können Sie sehr gutes und angenehmes Shiatsu machen. Nachdem Sie so einige Erfahrung gesammelt haben, wenden Sie sich den Meridianen und ihren speziellen Behandlungstechniken zu, die im Kapitel *Die 12 Meridiane und 2 Gefäße* besprochen werden.

Die Bauchlage ist die günstigste Behandlungsposition, wenn jemand zum ersten Mal Shiatsu bekommt. Wie Sie bereits wissen, ist der Rücken die Yang-Seite unseres Körpers, das heißt, die wehrhafte und schützende Seite. So hat die Person, die zum Shiatsu kommt, Zeit, Vertrauen zu entwickeln und sich zu öffnen.

Einige Menschen bekommen Anspannungen und Schmerzen im Nacken, wenn sie auf dem Bauch liegen und den Kopf zur Seite legen. Hier hilft oft eine gefaltete Decke unter dem Brustkorb oder aber Kissen unter den Schultern; beides wird den Nacken entlasten. Sollte das nicht ausreichen, dann vermeiden Sie die Bauchlage, bis nach einer oder mehreren Shiatsu-Behandlungen der Nackenbereich flexibler und offener geworden ist.

Anderen schmerzen die Knie in der Bauchlage. Legen Sie in einem solchen Fall in Bauchlage eine zusammengerollte Decke unter die Fußgelenke, das entlastet die Knie und auch den Lendenbereich.

Behandlung des Rückens

Ihr Partner liegt nun auf dem Bauch neben Ihnen. Sie legen die Hand auf sein Becken – in die Mitte auf das Kreuzbein – und die andere auf den Brustkorb, dort, wo die Wölbung des Rückens Ihnen am stärksten entgegenkommt. Stützen Sie sich auf Ihre Hände so, wie es auf Seite 31 *Arbeit mit dem eigenen Körpergewicht* im Kapitel *Einige grundlegende Prinzipien* beschrieben wird.

Selbstverständlich wenden Sie diese Technik nicht bei einer frischen Rückenverletzung an oder wenn Ihr Partner an Knochenbrüchigkeit (Osteoporose) leidet.

Viele Anfänger haben Angst, dass ihr Gewicht den Partner verletzen könnte. Das ist verständlich. Tatsächlich aber wirkt dieser Druck am Rücken meistens entlastend, vorausgesetzt, Sie selbst sind entspannt und strengen sich nicht an.
Fragen Sie einfach, ob es so o.k. ist, dann wissen Sie Bescheid. Empfindet Ihr Partner Ihren Druck als zu stark, so kann der Grund hierfür auch eine Anspannung in Schultern, Arm oder Handgelenk sein. Stellen Sie sich dann einfach vor, wie Ihre Schultern, Arme und Hände sich leicht ausdehnen und verlängern. Durch diese Technik entspannen Ihre Arme und Schultern, und der Druck wird meist erträglich oder sogar angenehm..

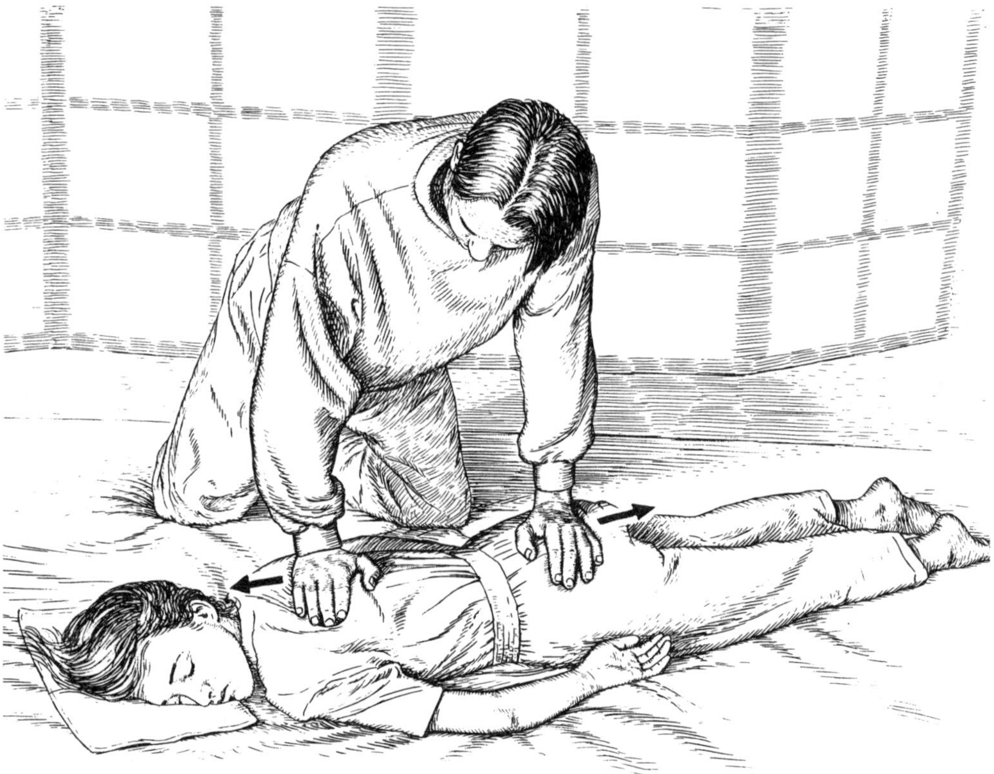

Bei der Behandlung des Rückens lassen Sie einfach Ihr Gewicht für sich arbeiten

Aktivieren Sie nun Ihre Arbeit am Rücken, indem Sie Ihre Hände leicht auseinander schieben, ohne dabei Ihr Gewicht deutlich zurückzunehmen. Die Dehnung, die Sie hierdurch erzielen, wirkt sehr wohltuend. Bleiben Sie eine Weile ruhig in dieser Position.

Anschließend führen Sie das Gleiche in diagonaler Richtung durch, indem Sie die obere Hand etwas weiter seitlich legen (noch unterhalb und innerhalb des Schulterblattes, nicht darauf) und die untere etwas in die entgegengesetzte Richtung verlagern. Dehnen Sie auch in die andere Diagonale.

Bei der nun folgenden Technik lassen Sie die Hand auf dem Kreuzbein als Ruhende Hand liegen und gehen mit dem Handballen der anderen Hand den Großen Rückenstreckermuskel dicht neben der Wirbelsäule von oben nach unten. Dies führen Sie erst auf der einen, dann auf der anderen Seite durch.

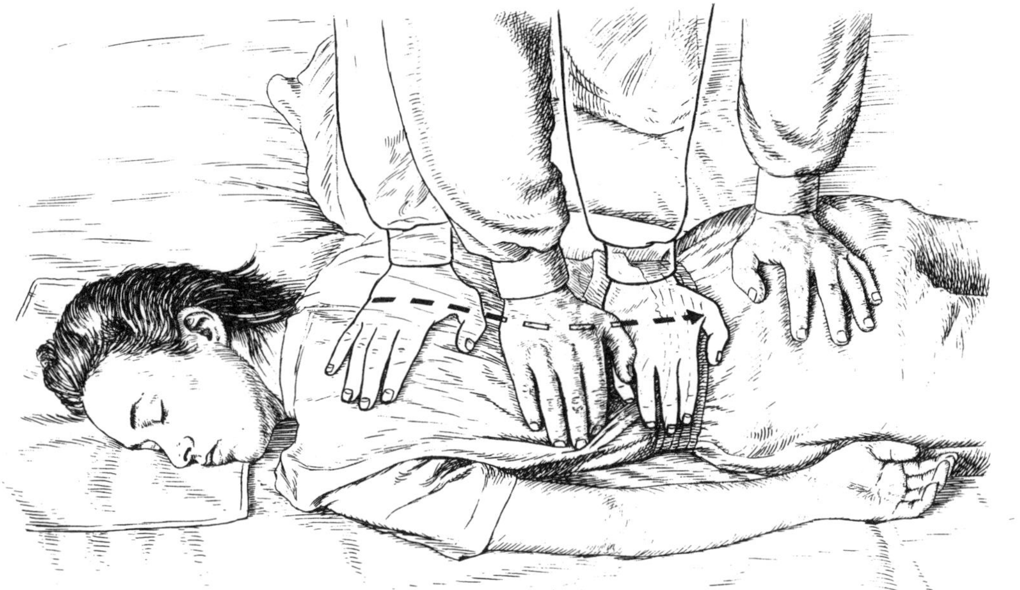

Gehen Sie mit dem Handballen der Wandernden Hand den großen Rückenstrecker neben der Wirbelsäule hinunter

Erinnern Sie sich an das Krabbeln auf allen Vieren und setzen Sie genauso spielerisch Ihr Gewicht ein! Nur im Lendenbereich sind Sie etwas zurückhaltender, da dieser Bereich oft nicht so kräftig ist wie der obere oder der mittlere Rücken.

Noch einmal: Setzen Sie Ihr Gewicht ein, lehnen Sie sich in die berührte Stelle hinein und achten Sie darauf, nicht aus der Schulter zu drücken, sondern lassen Sie diese sich leicht ausdehnen. Einer meiner Lehrer pflegte zu sagen:

»Die erste Regel im Shiatsu lautet: nicht drücken!«

Dies bedeutet, dass Sie nie aktiv aus der Schulter drücken, um einzusinken. Vielmehr lehnen Sie sich quasi in die Tiefe der berührten Stelle hinein; Ihr ganzer Körper lehnt sich von seinem Zentrum aus dort hinein. Diese Shiatsu-spezifische Art der Berührung lernen Sie am besten in einem Shiatsu-Seminar am Beispiel der unterrichtenden Person.[1]

Wenn Sie bereits eine Weile Shiatsu gemacht haben und so Erfahrung mit der Arbeit mit dem Handballen sammeln konnten, können Sie nun den Rücken auch mit dem Daumen behandeln. Wie zuvor liegt Ihre Ruhende Hand auf dem Kreuzbein Ihres Partners. Mit der Wandernden Hand folgen Sie dem großen Rückenstreckermuskel, nur dieses Mal eben mit dem Daumen. Arbeiten Sie entspannt – erlauben Sie Ihren Schultern, sich leicht auszudehnen und vertrauen Sie Ihrem Gewicht. Sinken Sie achtsam durch die verschiedenen Schichten, bevor Sie den Grund eines Tsubo erreichen.

1 Die Arbeit mit dem eigenen Körpergewicht wird im Shiatsu häufig als ein »Lehnen« bezeichnet. Lehnen bedeutet, mit dem ganzen eigenen Körperraum in den Kontakt mit dem anderen Menschen zu gehen. Dieser Raum findet seine Stabilität dadurch, dass die behandelnde Person präsent in ihrem Zentrum im Hara ist und ihren Raum weit und offen hält.
Mentale und körperliche Anstrengung schränken den Körperraum der Behandlerin und damit die Wirksamkeit der Berührung ein; dies gilt insbesondere für jegliche Anspannung in Schultern und Armen. Die leichte Ausdehnung in Schultern und Armen wirkt dem erfolgreich entgegen.
Keineswegs bedeutet Lehnen, sich anzulehnen wie ein müder Mensch sich nach einem anstrengenden Arbeitstag anlehnen würde, um sich zu erholen. Auch soll das Gewicht nicht unkontrolliert in den Kontakt mit dem anderen Menschen fallen, sondern nach Bedarf fein dosiert eingesetzt werden, ohne dass die behandelnde Person ihren eigenen Körperraum vernachlässigen würde.

Manchmal ist dieser Muskelstrang rechts und links der Wirbelsäule so verspannt, dass Ihr Daumen nach beiden Seiten abzurutschen droht. In diesem Fall verlagern Sie einfach einen Teil Ihres Körpergewichtes zurück auf die Knie. So übt der Daumen weniger Druck aus und Sie können behutsam einsinken.

Shiatsu der Beine und Füße

Auch die Oberschenkel können Sie meist in gleicher Weise gut in dieser hohen Position auf den Knien behandeln. Ihre Ruhende Hand liegt dabei auf dem Kreuzbein. Um hingegen den Unterschenkeln Shiatsu zu geben, knien Sie sich im Fersensitz neben das Bein, das Sie behandeln wollen. Die Ruhende Hand liegt jetzt auf dem Oberschenkel und Sie lehnen sich zunächst mit dem Handballen, später auch mit dem Daumen in die berührten Stellen hinein.

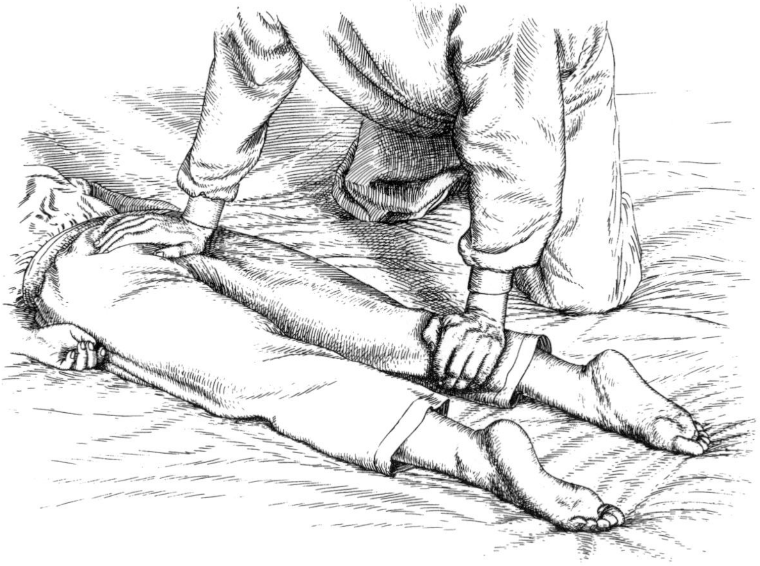

Behandlung des Beines in Bauchlage

Den Bereich der Kniekehle lassen Sie zunächst aus – oder Sie üben hier nur leichten Druck aus, da Sie sonst mit diesen einfachen Techniken Schmerzen verursachen könnten. Die Waden sind meist recht druckempfindlich. Darum sollten Sie hier ebenfalls mit weniger Gewicht arbeiten.

Zur Behandlung der Füße setzen Sie sich im Fersensitz so an das Fußende des Partners, dass sein Fuß in Ihrem Schoß dicht vor Ihrem

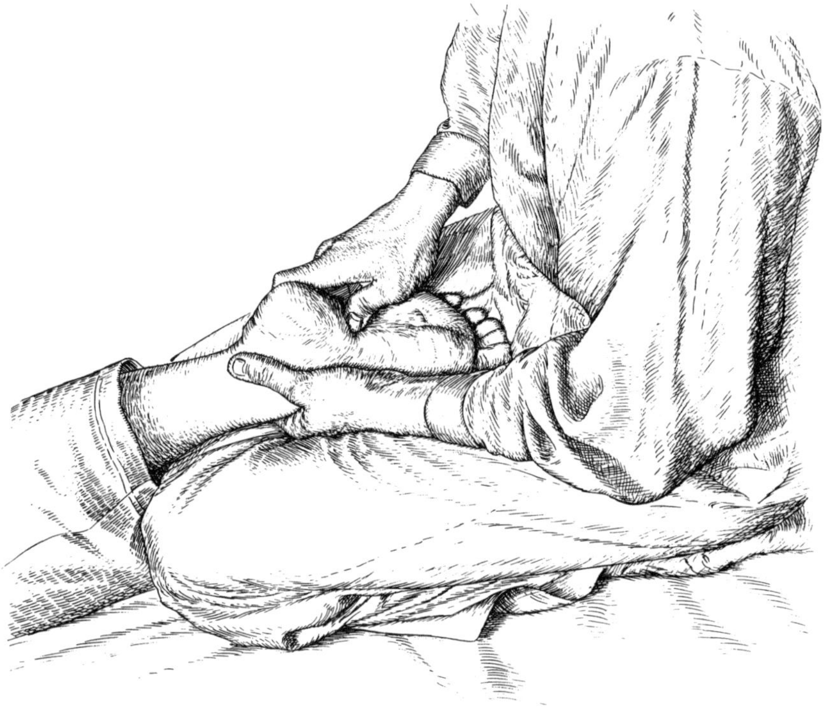

Behandlung der Füße

Hara liegt. Fußrücken und Fußgelenk liegen gut und sicher in Ihrer Ruhenden Hand. Mit dem Daumen der anderen Hand arbeiten Sie entlang vier gedachter Linien von der Ferse zu den Zehenballen. Wenn Sie eine Zeitlang Shiatsu gemacht haben, werden Sie dieses Grundmuster zur Behandlung der Füße ganz von selbst erweitern.

Behandeln Sie in der gleichen Weise das Bein und den Fuß der anderen Seite.

7 Shiatsu in der Rückenlage

Die Rückenlage scheint die einfachste der drei Behandlungspositionen zu sein. Sie bietet sich in der Tat an und hat viele Vorteile. Sie hat es aber auch in sich! Die Vorderseite oder Yin-Seite unseres Körpers ist unsere verletzliche Seite. Sie bietet sich hier ganz offen und ungeschützt dar. Insbesondere das *Hara* (japanisches Wort für den Bauch, der im fernöstlichen Denken das Zentrum des Menschen beherbergt – siehe Kapitel *Schulter- und Hara-Kultur*) ist manchmal empfindlich, mitunter ohne dass die betreffende Person dies vorher weiß.

Wenn jemand eine tiefgehende Shiatsu-Behandlung erfährt, kann es sein, dass er sich in der Rückenlage als zu ungeschützt daliegend empfindet und die Wirkung des Shiatsu nicht zulassen kann. Darum beginne ich die ersten Behandlungen oft in der Bauchlage.

Viele Menschen bekommen Nacken-, Kreuz- oder Knieschmerzen, wenn sie flach auf dem Rücken liegen. Hier hilft zum Beispiel ein Kissen unter dem Kopf (entlastet Nacken- und Lendenbereich) oder eine zusammengerollte Decke unter den Knien (hilft, die Knie und den Lendenbereich zu entspannen). Sie können Ihre Partnerin auch bitten, zunächst die Beine aufzustellen. Wenn jemand auch so nicht auf dem Rücken liegen kann, behandle ich in Bauch- oder Seitenlage.

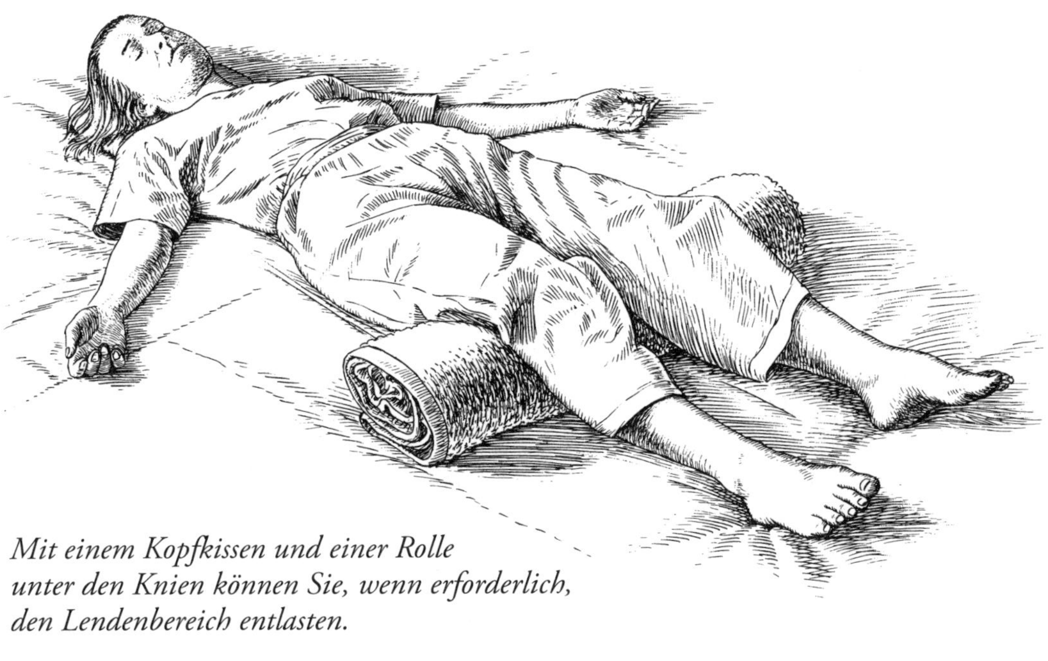

Mit einem Kopfkissen und einer Rolle unter den Knien können Sie, wenn erforderlich, den Lendenbereich entlasten.

Shiatsu des Haras

Beginnen Sie die Behandlung in der Rückenlage, indem Sie Kontakt mit dem Hara Ihrer Partnerin aufnehmen. Hierzu setzen Sie sich in den Fersensitz dicht neben sie. Ihr Becken befindet sich dabei in der Höhe ihres Beckens. Sitzen Sie gerade (ohne starr zu werden) und beugen Sie sich ganz leicht aus Ihrem Becken heraus zum Hara Ihrer Partnerin hin. Legen Sie Ihre Hände sacht auf ihren Bauch und lassen Sie sie dort aus entspannten Schultern ruhen.

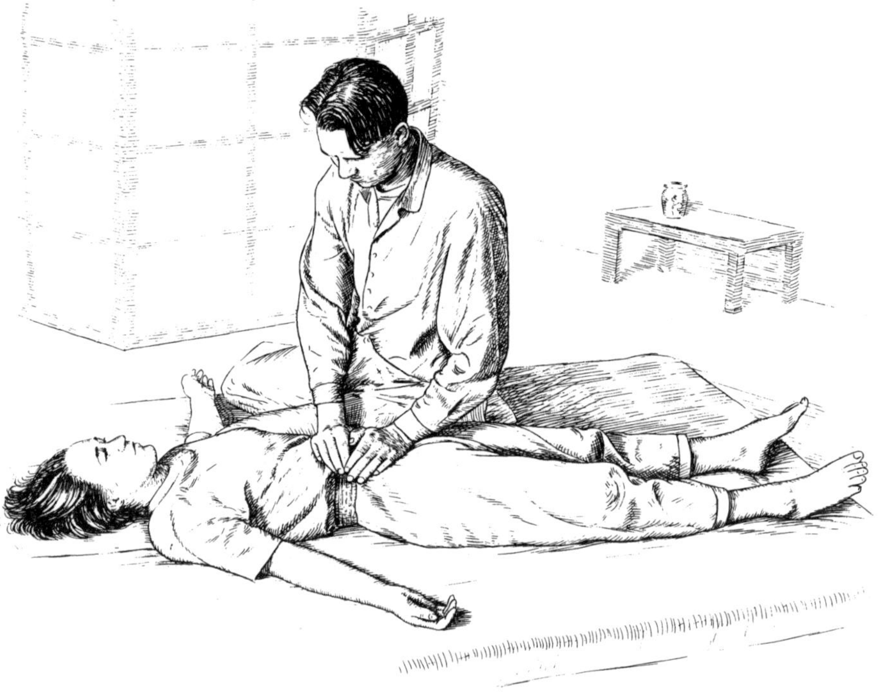

Lassen Sie Ihre Hände entspannt auf dem Hara Ihrer Partnerin ruhen

Genießen Sie die Ruhe, die durch eine vertrauensvolle Berührung an dieser sensiblen Stelle des Körpers entstehen kann.

Einen Kreis beschreiben

Lassen Sie die eine Hand als Ruhende Hand liegen. Mit der anderen erkunden Sie aufmerksam das Hara, indem Sie mit den Fingerspitzen einsinken. Vermeiden Sie zu bohren. Es kommt nicht darauf an, dass Sie möglichst tief hineinkommen. Bleiben Sie gelassen, lassen Sie das Gewicht Ihres entspannten Armes und Ihrer Hand die Arbeit tun und lehnen Sie sich sachte hinein. Auch hier arbeiten Sie mit zwei Händen, das heißt, dass Sie mit Ihrer Aufmerksamkeit in dem Raum sind, den beide Hände halten, und dass beide Hände miteinander kommunizieren.

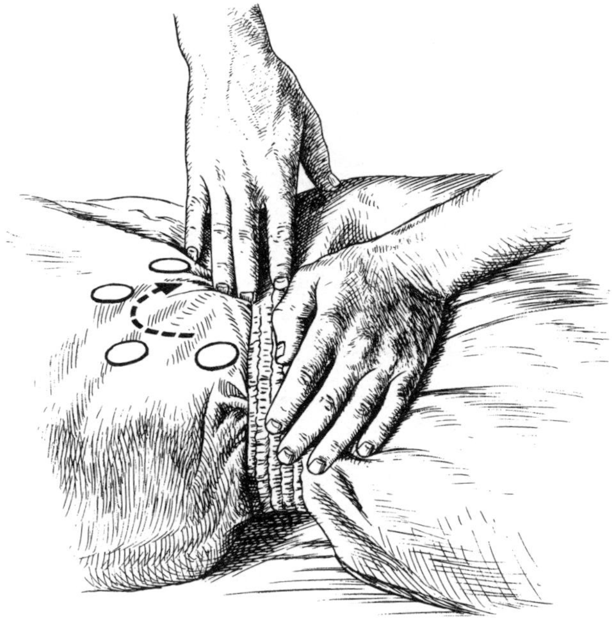

An mehreren Stellen entspannt einsinkend beschreibt Ihre Hand einen Kreis auf dem Hara

Die Einsinkende Hand beschreibt einen Kreis nahe dem Rand des Haras, während sie eine Stelle nach der anderen aufsucht. An geeigneter Stelle wechseln Sie auf dieser Runde Ruhende und Einsinkende Hand, da sich sonst Ihre Arme verknoten werden ... Beschreiben Sie dann noch einen zweiten, kleineren Kreis, der näher um den Nabel verläuft.

Das Hara zusammenführen

Lassen Sie Ihre Handballen in die Seiten des Haras, dicht am Rand, einsinken. Sie führen diese Technik aus, indem Sie Ihr Hara leicht zu Ihrem Partner hinbewegen und das Gewicht Ihrer Arme einsetzen und Ihre Schultern und Arme leicht ausdehnen.

Stellen Sie sich vor, dass Ihre Handballen sich in der Tiefe des Haras begegnen würden. So stärken Sie Kraft und Konzentration des Haras. Führen Sie die gleiche Bewegung auch in die beiden diagonalen Richtungen durch.

Wichtig ist, dass bei der Ausführung dieser Technik nicht flächig auf den Bauch drücken, sondern das Hara von den Seiten zusammenführen.

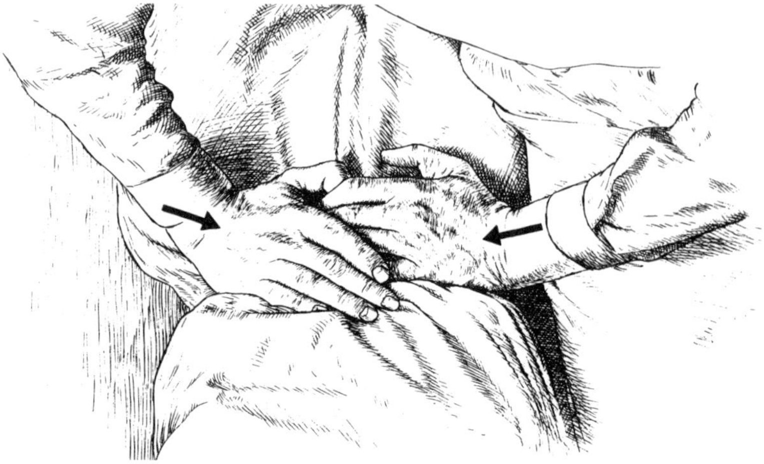

Ihre Hände führen das Hara zusammen

Das Hara verschieben

Zu dieser Technik setzen Sie sich im weit gespreizten Fersensitz dicht vor den Bauch Ihrer Partnerin. Legen Sie beide Hände übereinander und verschieben Sie das Hara. Schieben Sie es mit dem Handballen von sich fort und holen Sie es mit leicht gekrümmten Fingern wieder zurück.

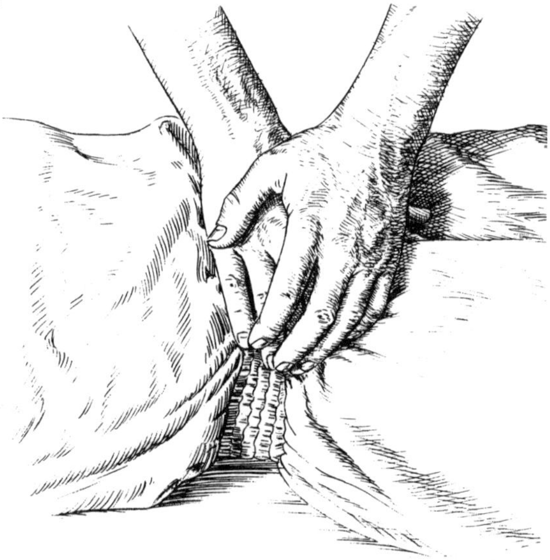

Ihre Hände verschieben das Hara

Zuerst führen Sie diese Technik in der Höhe des Nabels aus, dann auch im oberen und unteren Hara. Wie in der vorangehenden Technik vermeiden Sie dabei, flächig auf den Bauch zu drücken. Schieben Sie nur die Tiefe des Haras hin und her.

Arbeiten Sie aufmerksam und liebevoll. Erlauben Sie Ihrer Partnerin, in diesem empfindsamen Bereich loszulassen. Es werden Ihnen harte Stellen auffallen, die Ihre Hände abzuweisen scheinen, und weiche, in die Sie »hineinfallen«. Erkunden Sie diese Bereiche und behandeln Sie sie unterschiedlich.

Das Hara mit zwei Händen halten

Zum Abschluss legen Sie die eine Hand weich und offen auf das Hara. Die andere schieben Sie in Lendenhöhe vielleicht unter den Rücken – und damit unter das Hara. Wenn Sie eine Weile so sitzen, werden Sie die Verbindung bemerken, die zwischen beiden Händen besteht. Sie bilden ein Kraftfeld, in dem sich das Hara Ihrer Partnerin befindet.

Genießen Sie wieder die tiefe Ruhe, die eine solche Berührung in Ihnen und in Ihrer Partnerin entstehen lässt.

Behandlung des Brustkorbes

Lassen Sie eine Hand als Ruhende Hand auf dem Hara liegen. Mit der anderen gehen Sie die Mittellinie des Brustkorbes hinauf bis zum oberen Drittel des Brustbeins. Bis hierher können Sie im Fersensitz bleiben, denn dieser Bereich ist mitunter recht empfindsam und Sie brauchen nicht so viel Gewicht einzusetzen.

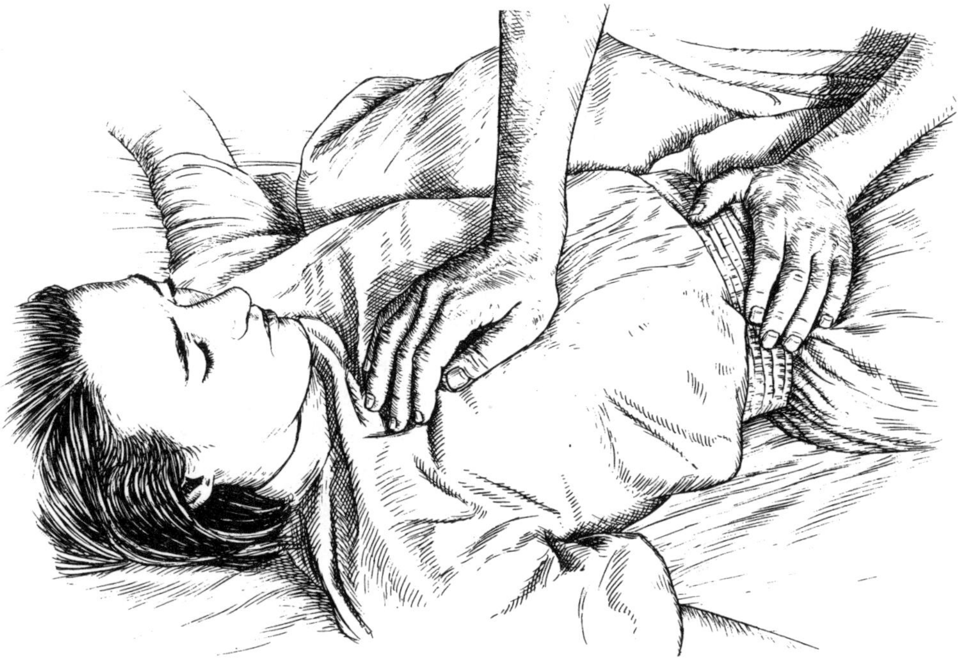

Mit dem Handballen gehen Sie die Mittellinie des Brustkorbes hinauf

Anschließend arbeiten Sie mit den Seiten Ihrer Hände – oder auch mit den Daumen – den Brustkorb von oben nach unten hinunter. Zuerst folgen Sie dabei dem Rand des Brustbeins bis zum Rippenbogen, dann den Linien, die senkrecht durch die Brustwarzen gehen. Natürlich sparen Sie die Brustwarzen und bei Frauen die Brüste großflächig aus. Zum Schluss können Sie auch die Seiten mit Ihren Handballen hinuntergehen. Eine solche Behandlung kann sehr befreiend wirken.

Das obere Drittel des Brustkorbes lässt sich leichter vom Kopf her behandeln. Setzen Sie sich dafür im breiten Fersensitz (das heißt die Knie gehen so weit auseinander wie möglich) dicht ans Kopfende Ihrer Partnerin, Ihre Knie und Oberschenkel liegen dabei neben ihrem Kopf. Indem Sie sich vorlehnen, gehen Sie mit den Handballen – oder mit den Daumen – beider Hände von den Schlüsselbeinen hinunter bis etwa zum Oberrand der Brüste bzw. der Brustwarzen. Folgen Sie wieder Linien, die seitlich des Brustbeins, durch die Brustwarzen und seitlich davon verlaufen.

Rotation des Armes

Die Gelenke sind Bereiche unseres Körpers, in denen wir besonders dazu neigen, festzuhalten und den Energiefluss der Meridiane zu behindern. Bevor Sie die Arme behandeln, bietet es sich deshalb an, das Schwingen der Energie durch das Schultergelenk mittels Rotation des Armes zu erleichtern und zu untersuchen.
Hierzu knien Sie mit einem aufgestellten Fuß neben Ihrer Partnerin. Die eine Hand legen Sie als Ruhende Hand auf die Schulter. Sie vermittelt ein Gefühl von Sicherheit und sorgt dafür, dass die Rotation auch wirklich im Schultergelenk stattfindet und nicht im Oberkörper. Mit der anderen Hand nehmen Sie das Handgelenk und führen den Arm in einer angedeuteten Kreisbewegung zunächst mit dem Oberarm dicht am Kopf Ihrer Partnerin vorbei nach oben, dann in einem Bogen nach außen und wieder nach unten in die Ausgangsposition.

Lassen Sie Ihr Hara die Bewegung ausführen; bewegt es sich zusammen mit ihrem ganzen Körper einmal nach vorne und wieder zurück. Ihre Schultern bleiben dabei entspannt, gleichwohl nimmt Ihr ganzer Körper an der Rotation teil.

Führen Sie die Rotation ein- oder auch mehrmals durch. Achten Sie darauf, dass Sie die Beweglichkeit des Schultergelenkes voll ausschöpfen, andererseits aber nicht über seine Grenzen hinausgehen, was zu Verspannungen führen würde.

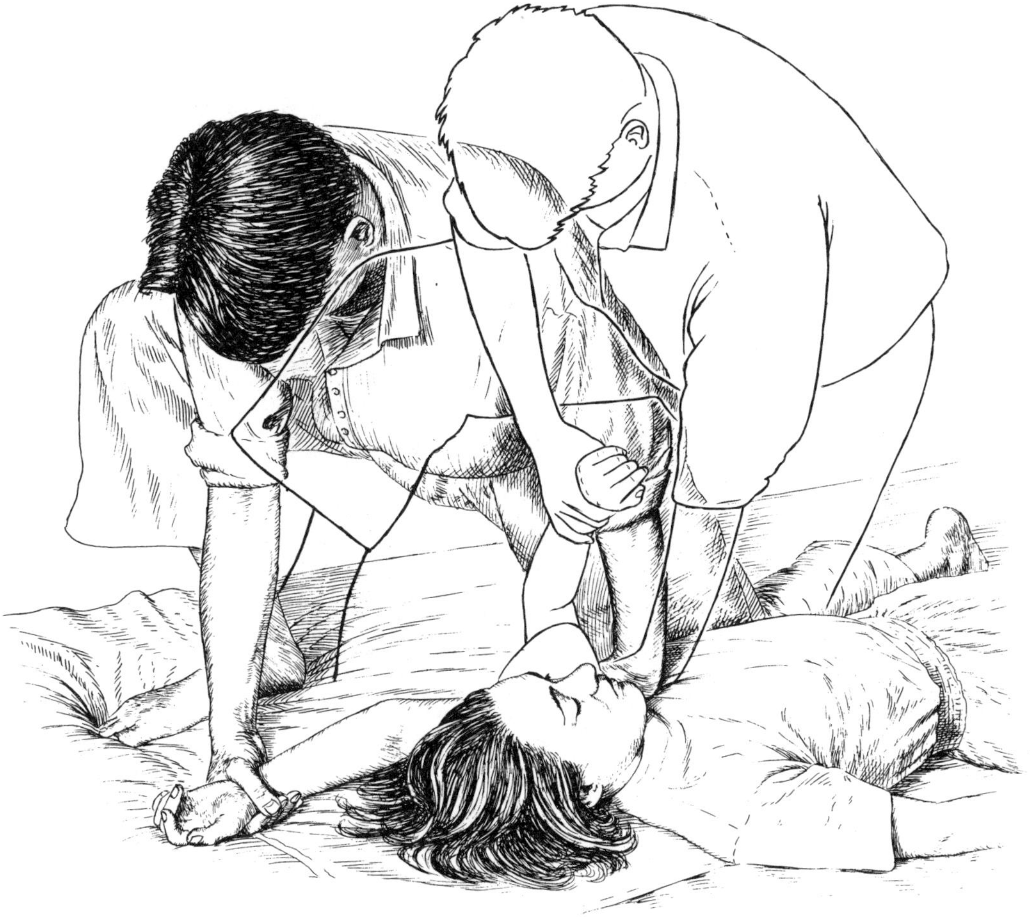

Die Rotation des Armes

Behandlung der Arme

Aus der letzten Rotation kommend, legen Sie den Arm in einem Winkel von etwa 90° neben dem Körper Ihres Partners ab. Die Innenfläche der Hand weist dabei nach oben. Während die Ruhende Hand mit deutlichem, wenn auch nicht zu großem Gewicht auf der Schulter liegt, geht die Wandernde Hand die Innenseite des Armes von der Schulter bis zum Handgelenk hinunter. Arbeiten Sie zunächst mit dem Handballen, später, mit mehr Erfahrung, auch mit dem Daumen. Vermeiden Sie, aus den Schultern zu drücken. Lassen Sie Ihr entspanntes Gewicht für sich arbeiten (siehe Abbildung Seite 31).

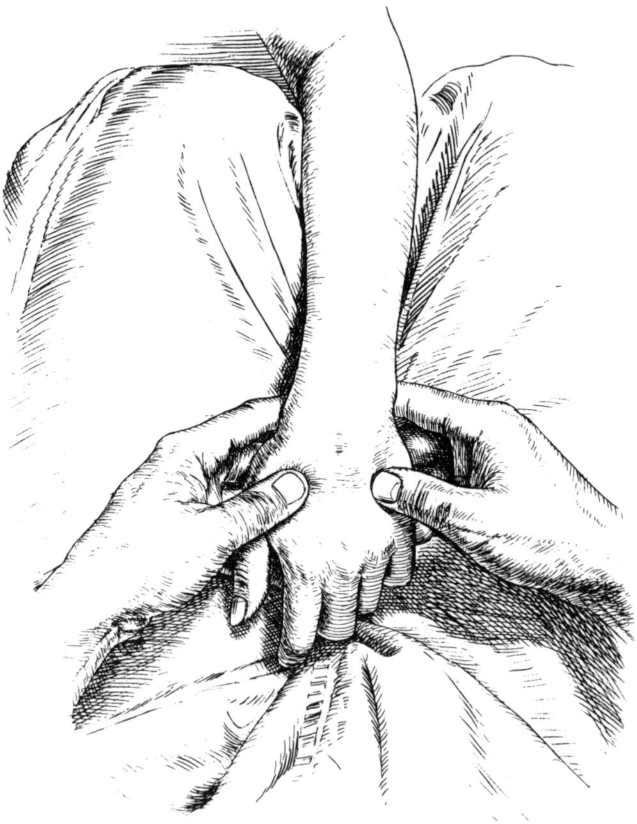

Behandlung des Handrückens

Shiatsu der Hände

Hierzu sitzen Sie im Fersensitz. Nehmen Sie zu Beginn die Hand Ihres Partners sicher in die eigenen Hände. Erkunden Sie ihre Beschaffenheit, ihre Beweglichkeit und die starren, festen Bereiche, indem Sie die Hand kraftvoll und doch sanft hin- und herbewegen, drehen und biegen. Achten Sie auf Ihre eigenen Schultern! Bei der Arbeit in kleinen Bereichen, wie beispielsweise die Hände sie darstellen, neigen wir besonders dazu, die Schultern anzuspannen und unser Zentrum zu vergessen. .

Dann arbeiten Sie mit beiden Daumen auf dem Handrücken. Wandern Sie dabei auf mehreren Punkten zwischen den Mittelhandknochen vom Handgelenk zu den Grundgelenken der Finger.

Drehen Sie dann die Hand – und mit ihr den ganzen Arm – herum, so dass die Innenseite nach oben zeigt. Mit den Kleinen Fingern Ihrer Hände gehen Sie zwischen Daumen und Zeigefinger beziehungsweise zwischen Ring- und Kleinem Finger, die anderen Finger legen sich unter die Rückseite des Handgelenkes. Auf diese Weise öffnen Sie mit einer leichten Bewegung die Hand. Das ist meist sehr angenehm. Drücken Sie, wie schon auf dem Handrücken, in vier Linien vom Handgelenk zu den Fingern.

Zum Abschluss massieren Sie jeden einzelnen Finger von der Basis zur Spitze. Dies ist eine sehr befreiende Technik, weil damit der Energiestrom der Meridiane, die durch die Finger laufen, verbessert wird.

Natürlich gibt es noch viele andere Techniken für die Hände. Sammeln Sie aber zunächst einmal Erfahrungen mit diesen Möglichkeiten. Danach werden Sie anderes entdecken.

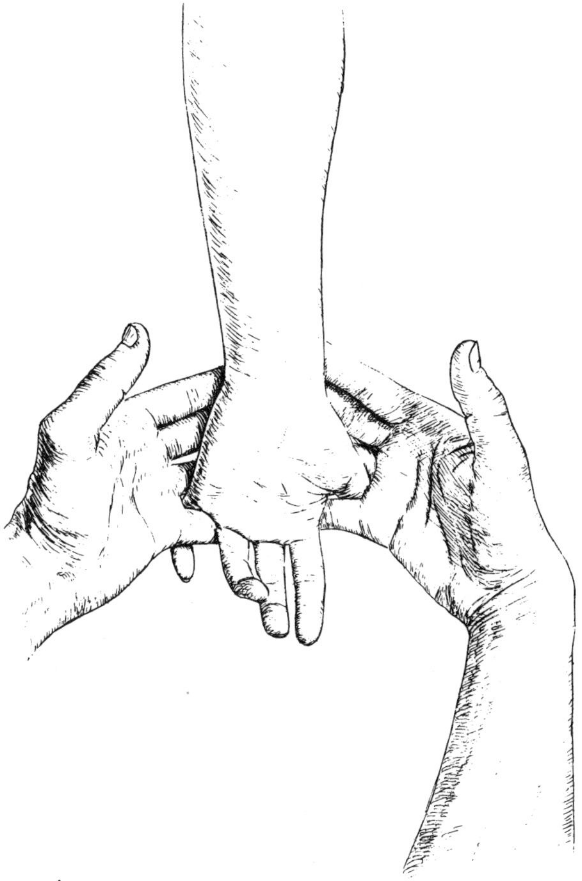

Behandlung der Hand von innen

Shiatsu des Nackens und des Gesichts

Nacken-Shiatsu lässt sich in einem Lehrbuch nur sehr unbefriedigend vermitteln. Um es zu erlernen, bedarf es eines persönlichen Lehrers und dann viel Praxis (das gilt natürlich generell für Shiatsu). Ich verzichte deshalb auf eine Beschreibung dieser Techniken und lade Sie ein, an einem Shiatsu-Kurs teilzunehmen.

Gern aber gebe ich einige Hinweise, wie Sie das Gesicht behandeln können:

Setzen Sie sich hierzu im breiten Fersensitz an das Kopfende Ihrer Partnerin. Sitzen Sie wieder ganz dicht, der Kopf liegt zwischen Ihren Oberschenkeln.

Legen Sie zunächst Ihre Hände auf die Schultern, um Kontakt und Vertrauen entstehen zu lassen. Nehmen Sie dann den Kopf in Ihre Hände und streichen Sie den Nacken von den Schultern zum Hinterkopf aus, sanft und gleichmäßig, abwechselnd mit der einen und der anderen Hand. Das entspannt Nacken und Gesicht. Legen Sie den Kopf dann ab.

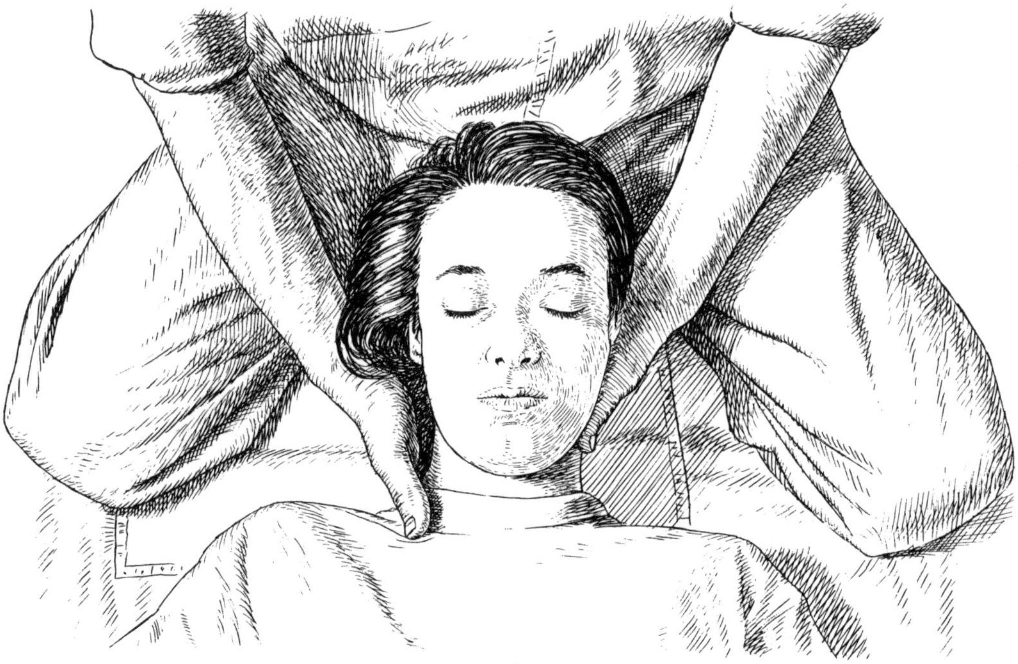

Streichen Sie den Nacken von der Schulter zum Hinterkopf aus

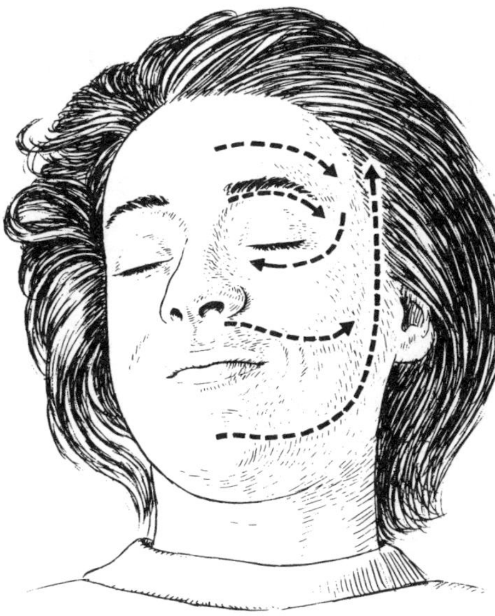

Behandlungslinien im Gesicht

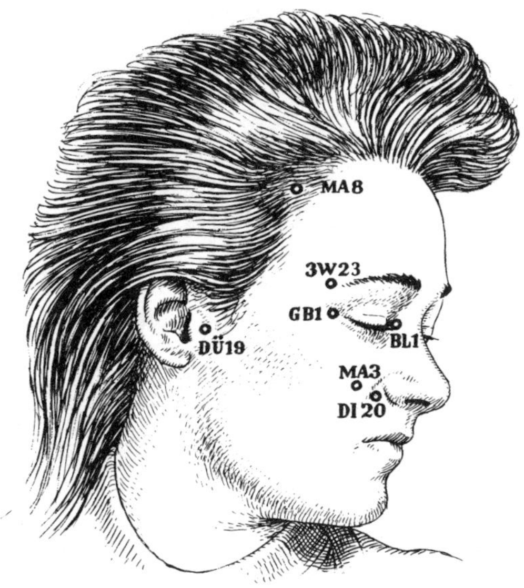

Wichtige Meridianpunkte im Gesicht

Als ersten Schritt der Gesichtsbehandlung folgen Sie mit Daumendruck Linien, die das Gesicht selbst Ihnen vorschlägt: Auf der Stirn arbeiten Sie von innen nach außen, dann auf dem Rand der Augenhöhle um die Augen herum. Sie folgen der Falte, die sich aus den Gruben neben den Nasenflügeln zur Seite und nach unten zu den Wangen erstreckt, arbeiten auf dem Ober- und Unterkiefer jeweils von innen nach außen und schließlich auf der Linie vom Kieferwinkel senkrecht nach oben zu den Schläfen. Drücken Sie gleichzeitig auf beiden Seiten des Gesichts, arbeiten Sie ruhig und aufmerksam

Im Gesicht haben viele Meridiane ihren Anfangs- oder Endpunkt. Suchen Sie mit dem Daumen, Zeige- oder Mittelfinger diese Punkte auf: am äußeren Ende der Augenbrauen (Dreifacher Wärmer Nr. 23), neben den äußeren Augenwinkeln (Gallenblase Nr. 1), sachte zwischen den inneren Augenwinkeln und der Nasenwurzel (Blase Nr. 1). Direkt unter den Wangenknochen liegt Magen Nr. 3 (Anfangspunkt ist Magen 1 am unteren Rand der Augenhöhle), in den Gruben neben den Nasenflügeln (Dickdarm Nr. 20) und vor den kleinen Ohrknorpeln (Dünndarm Nr. 19).

Auch unsere Ohren spiegeln den ganzen Menschen wider. Eine gute Massage wirkt wohltuend und belebend. Schenken Sie auffallend harten oder weichen Stellen besondere Aufmerksamkeit.

Schließlich halten Sie den zur Seite gelegten Kopf in einer Hand und massieren mit der anderen den Nacken und die behaarte Kopfhaut.

Wenn Sie zum Abschluss den Kopf ablegen, lassen Sie noch für einen Augenblick Ihre Daumenballen auf den Augäpfeln Ihrer Partnerin ruhen. Haben Sie keine Angst, das Gewicht Ihrer Hände könnte die Augen verletzen! Im Gegenteil: die Augen mögen den Druck. Er bewirkt Ausgleich und Entspannung.

Rotation der Beine

Nach der Behandlung des Gesichts kehren Sie zum Hara zurück, ohne die Hände von Ihrer Partnerin zu nehmen, denn das würde den Behandlungsfluss unterbrechen. Von hier aus behandeln Sie nun die Beine. Wie beim Schultergelenk ist es sinnvoll, zuvor den Energiefluss über das Hüftgelenk durch Rotation der Beine zu unterstützen.

Hierzu knien Sie wieder mit einem aufgestellten Bein neben Ihrer Partnerin. Während die eine Hand im Gewölbe der Fußsohle liegend den Fuß hält, liegt die andere vorn auf dem Kniegelenk und führt die Bewegung. Der aufgestellte Fuß steht dicht neben dem Becken, so dass Ihr Unterschenkel die Rotation des Oberschenkels begleitet.

Führen Sie nun das Knie zunächst nach innen und nach oben, dann lassen Sie es kontrolliert weit nach außen sinken und führen es zurück in die Ausgangsposition. Ihr ganzer Körper nimmt an der Rotation teil, dabei führen Ihr Becken und Hara die Bewegung an. Vor allem bei der Bewegung nach innen und oben nutzen Sie die individuelle Mobilität des Hüftgelenkes voll aus, überschreiten aber nicht seine Grenzen.

Behandlung der Beine

Mit der letzten Rotation legen Sie das Bein wieder ab. Ihre Ruhende Hand liegt sanft (und doch mit gutem Kontakt) auf dem Hara. Die Wandernde Hand geht zunächst mit dem Handballen, später auch mit dem Daumen, die Vorderseite des Beines von der Leiste hinunter zum Fußrücken. Auf das Knie und die Kniescheibe üben Sie bei dieser Technik keinen oder nur geringen Druck aus. Die Behandlung am Bein können Sie kniend aus der hohen Position durchführen. Führen

Sie dann dieselbe Rotation und Behandlung auch am anderen Bein aus. Kehren Sie zum Abschluss der Behandlung zum Hara zurück.

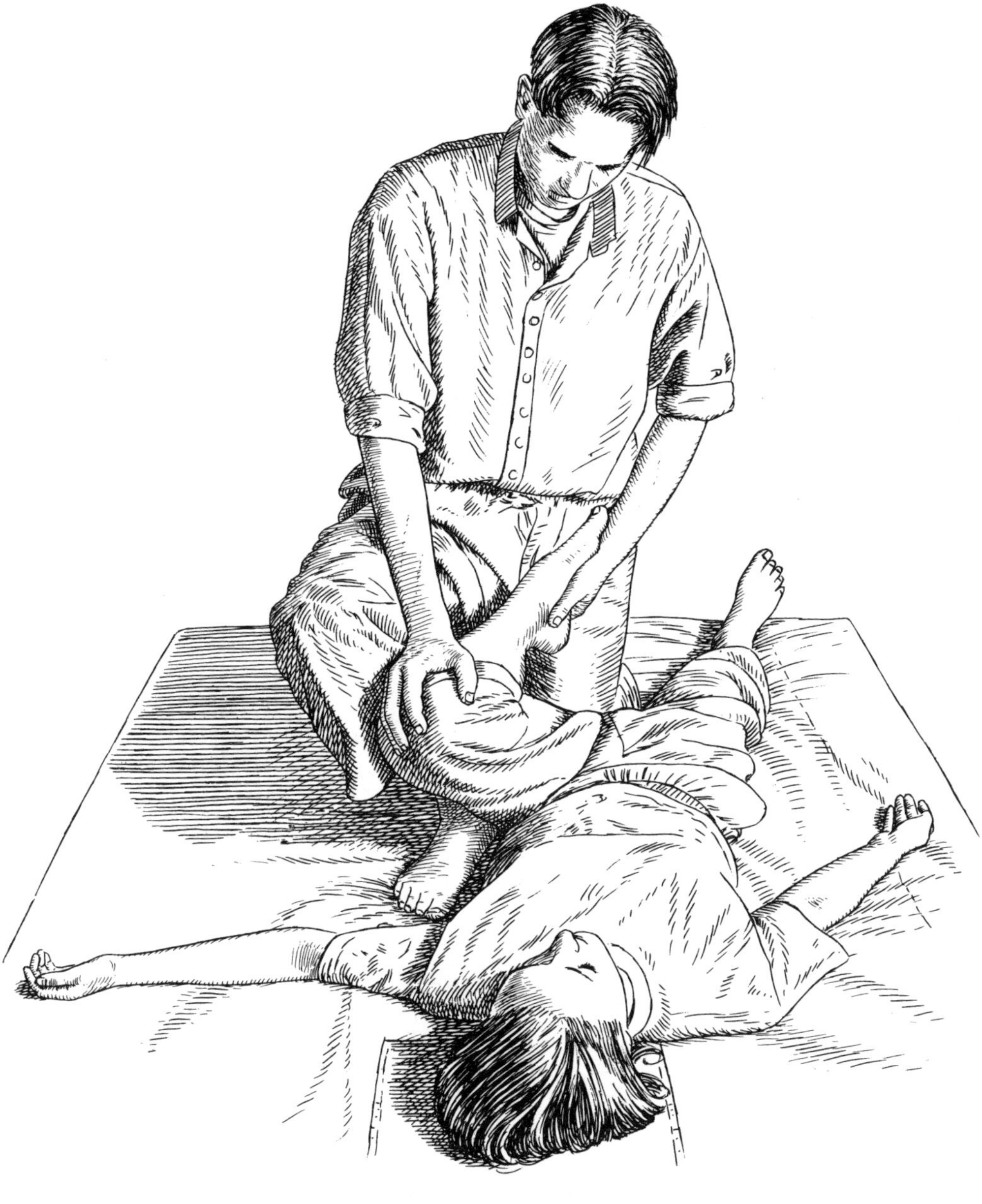

Die Rotation des Beines in der Rückenlage

8 Shiatsu in der Seitenlage

Die Seitenlage bietet eine wertvolle Ergänzung zur Bauch- und Rückenlage. Alle Meridiane und Körperbereiche lassen sich sehr gut behandeln, oft sogar besser und wirksamer als in den anderen Positionen. Schwangere Frauen, insbesondere in den letzten Schwangerschaftswochen, können nicht auf dem Bauch liegen, oft auch nicht auf dem Rücken. Es mag sogar sein, dass ihnen dabei schwarz vor Augen wird. In dieser Zeit ist die Seitenlage die beste Behandlungsposition. (Besondere Hinweise auf das Shiatsu bei Schwangerschaft und die »Kritischen Punkte« finden Sie auf den Seiten 17 und Seite 70).

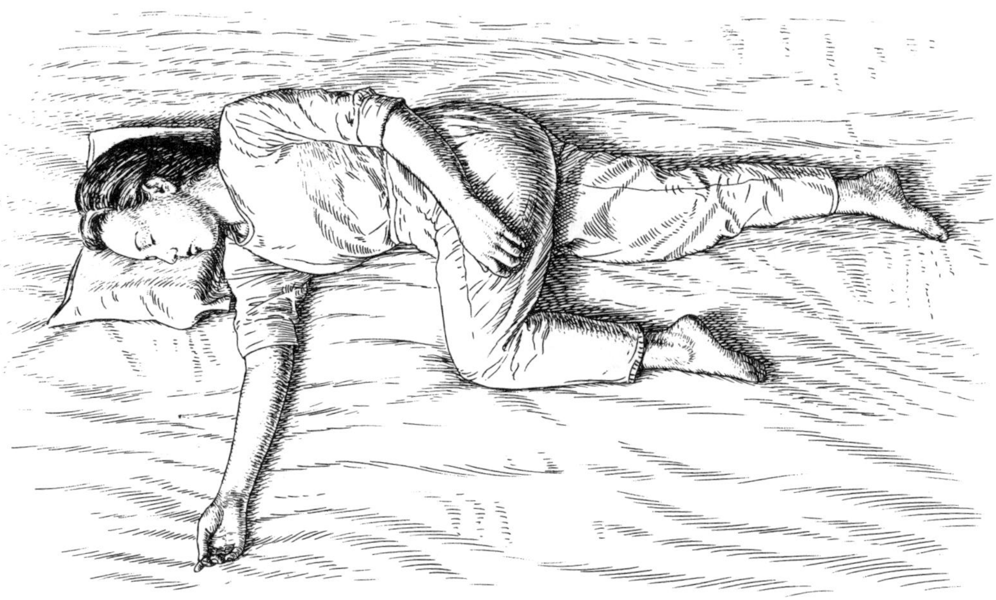

Die Lagerung Ihrer Partnerin in der Seitenlage

Ihre Partnerin liegt dabei fast so wie in der »stabilen Seitenlage«, die Sie vielleicht noch aus einem Erste Hilfe Kurs kennen. Sie soll annähernd gerade liegen, wobei das unten liegende Bein gestreckt ist, das obere liegt in der Hüfte um etwas mehr als 90° gebeugt. Zur besseren Stabilität können Sie ein Kissen unter das Knie des oberen Beines legen.

Achten Sie darauf, dass der Nacken entspannt liegen kann. Das erreichen Sie durch ein Kissen unter dem Kopf und, indem der Kopf nicht zu weit auf die Brust gebeugt ist oder in den Nacken fällt. Ihre Partnerin sollte keine Tendenz zeigen, auf den Bauch oder Rücken zu rollen, sondern sicher und bequem auf der Seite liegen.

Einige Behandlungstechniken in der Seitenlage

Setzen Sie sich nun in den Fersensitz neben den Rücken Ihrer Partnerin. Sie sind dabei ihrem Kopf zugewandt. Zunächst nehmen Sie Kontakt auf und halten hierzu die eine Hand entspannt vor das untere Hara. Die andere legen Sie ebenso entspannt und offen etwa in gleicher Höhe – knapp oberhalb des Kreuzbeins – vor den unteren Rücken.

Bleiben Sie so für einen Augenblick sitzen und registrieren Sie die Verbindung zwischen Ihren Händen. Das Hara Ihrer Partnerin liegt im Kraftfeld Ihrer Hände.

Wiederholen Sie dies noch zweimal, indem Sie Ihre Hände einmal in Höhe des oberen Haras und dann in Höhe des Brustkorbes von vorn und hinten anlegen. Sie werden feststellen, dass sich jeder dieser drei Bereiche des Körpers sehr unterschiedlich anfühlt.

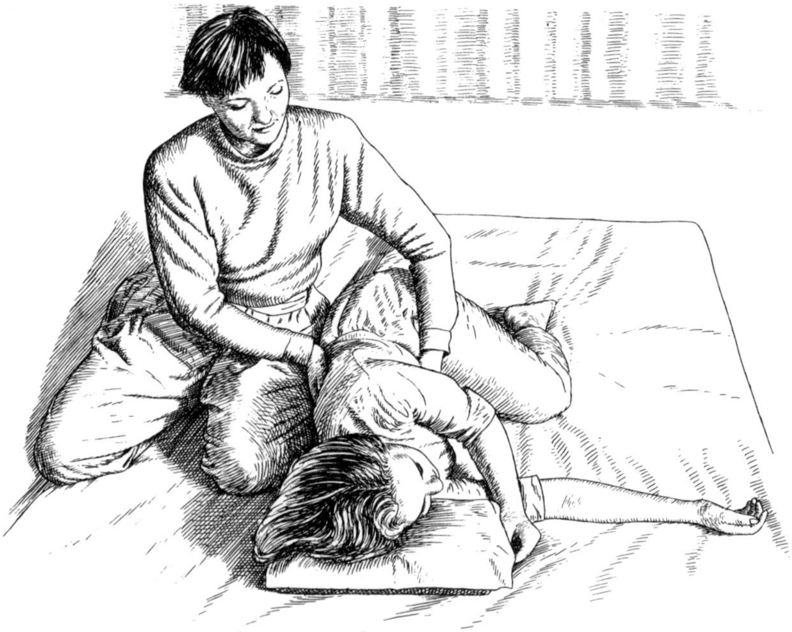

Sie halten das Hara Ihrer Partnerin zwischen Ihren Händen

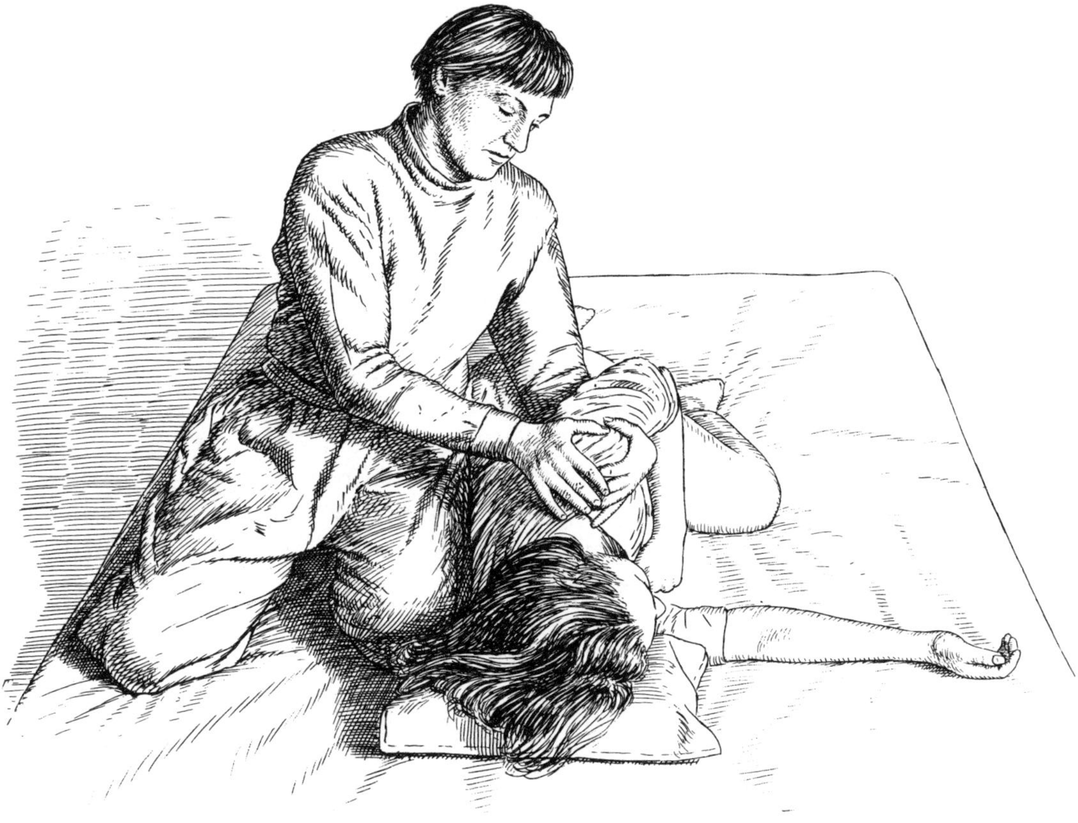

Die Rotation der Schulter in der Seitenlage

Behandlung von Kopf und Schulter

Nun greifen Sie mit der Ruhenden Hand weit unter dem Arm Ihrer Partnerin hindurch von vorn auf ihre Schulter. Die andere Hand legen Sie von hinten auf das Schulterblatt. Lockern Sie die Schulter, indem Sie sie mit beiden Händen kreisförmig bewegen. Sie machen es richtig, wenn Ihr Arme und Schultern dabei entspannt bleiben, die Rotation vielmehr aus Ihrem Becken und Hara kommt: Ihr ganzer Körper führt eine kreisförmige Bewegung durch.

Die Ruhende Hand bleibt nun von vorn auf der Schulter liegen. Mit dem Ballen der anderen Hand behandeln Sie auf der Seite und Rückseite des Kopfes von der Stirn zum Nacken. Um dort entspannt hinreichen zu können, mag es sein, dass Sie ein wenig zum Kopf Ihrer Partnerin hinrücken müssen. Beugen Sie sich aus dem Hara vor und geben Sie ruhigen und haltenden Druck senkrecht zur Oberfläche des Kopfes.

Wenn die Wandernde Hand am Nacken angekommen ist (genauer gesagt in der Hinterhauptsgrube), schiebt Ihr Handballen den Kopf leicht nach oben fort. Die Ruhende Hand zieht derweil die Schulter leicht nach unten. Auf diese Weise erzielen Sie eine angenehme und effektive Dehnung des seitlichen Nackens.

Arbeiten Sie aus der gleichen Position wie zuvor bei der Kopfbehandlung mit dem Daumenballen den Nacken herunter. Ihr Druck ist wirksamer, wenn er senkrecht zur Oberfläche auf die Wirbelsäule im Zentrum des Halses zielt.

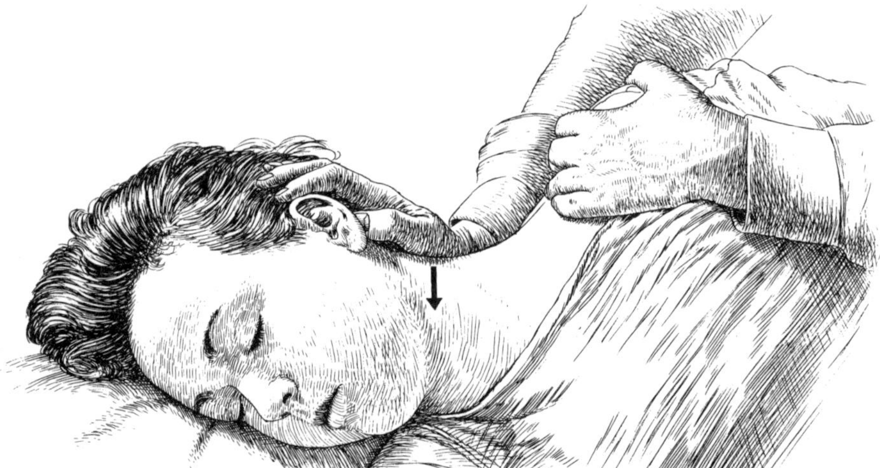

Auch am Nacken arbeiten Sie mit dem Daumenballen senkrecht zur Oberfläche des Körpers

Führen Sie zum Abschluss noch einmal die Rotation der Schulter durch, dieses Mal, indem Sie mit den Fingern beider Hände tief in den Muskel oberhalb der Gräte des Schulterblatts einsinken. Der tiefe Kontakt in den Muskeln dort ist angenehm und wirksam bei Schulterproblemen.

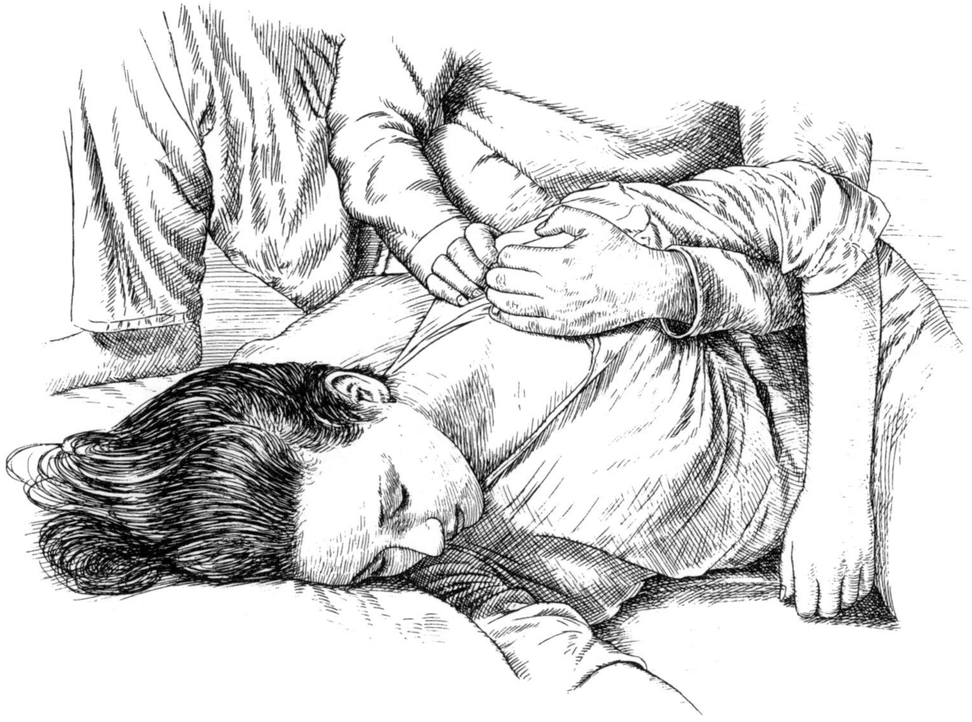

Ihre Finger sinken tief in den Muskel oberhalb des Schulterblatts

Behandlung der Arme

Auch in der Seitenlage können Sie den Arm im Schultergelenk rotieren, bevor Sie ihn behandeln. Das geschieht folgendermaßen: Sie sitzen im Fersensitz – oder Sie knien mit einem aufgestelltem Fuß – neben dem Rücken Ihrer Partnerin. Die ihr zugewandte Hand hebt den Oberarm in der Nähe der Ellenbeuge an, führt ihn vor Brustkorb und Gesicht nach oben, und dann nach außen und nach unten. Die andere Hand liegt der Rückseite der Schulter an. Sie sorgt dafür, dass die Bewegung wirklich im Schultergelenk und nicht im Oberkörper stattfindet. Ebenso wie bei der Schulterrotation machen Sie es richtig, wenn die kreisende Bewegung aus Ihrem Becken, nicht aber aus Ihren angespannten Armen kommt.

Mit der letzten Rotation legen Sie den Arm mit der Innenfläche nach oben auf Ihren Oberschenkeln ab. Dann folgen Sie der Arm-Innenseite von der Schulter zum Handgelenk. Ihre Ruhende Hand liegt entweder auf der Schulter oder sichert – in der Hand Ihrer Partnerin liegend – die Position des Armes auf Ihren Oberschenkeln liegend (siehe Abbildung Seite 78).

Behandlung der Seite des Körpers

Sie knien möglichst breitbeinig und nicht zu nah vor dem Rücken Ihrer Partnerin. Mit Ihren Unterarmen – fast schon den Ellenbogen – stützen Sie sich leicht auf der Seite auf. Führen Sie nun Ihre Arme mit leichtem Druck auseinander. Wenn Sie das Becken auf der einen und die Schulter auf der anderen Seite erreicht haben, lassen Sie mehr Gewicht zu. Indem Sie sich hineinsinken lassen, lassen sie Ihre Schultern sich leicht ausdehnen, drücken dabei Ihre Unterarme auseinander und dehnen so die Seite des Körpers.

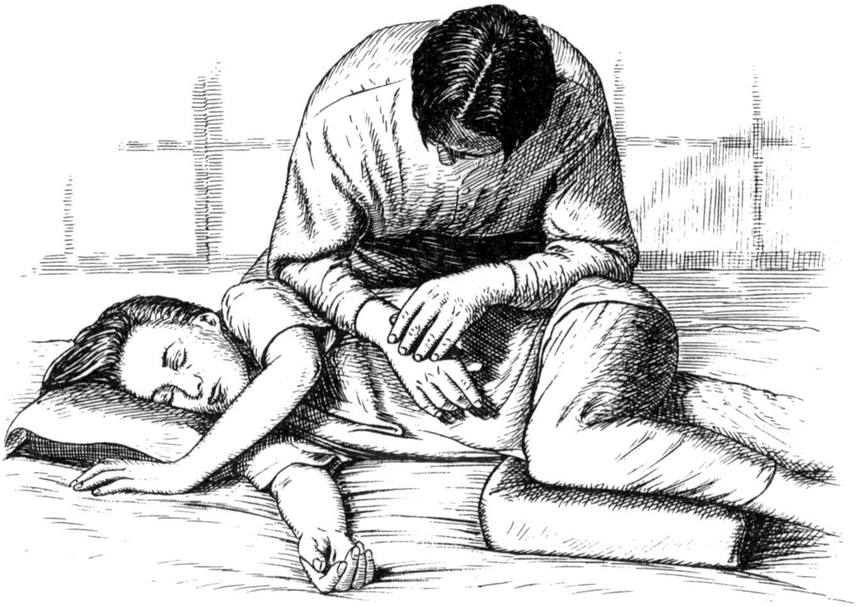

Dehnung der Seite

Für die nächste Technik knien Sie mit einem aufgestellten Bein neben Ihrer Partnerin. Mit der Ruhenden Hand stützen Sie sich auf das Becken, mit der anderen folgen Sie der Seite des Körpers von der Achselhöhle bis oberhalb des Beckenkammes. Erneut: Drücken Sie nicht aus der Schulter, sondern lehnen Sie sich mit Ihrem entspannten Gewicht in den Kontakt!

Behandlung der Beine

Schließlich behandeln Sie das Bein in der Seitenlage, indem Sie vor dem Bein kniend die Ruhende Hand auf das Becken legen und mit der anderen die Seite des Oberschenkels hinunter arbeiten (siehe Abbildung Seite 153).

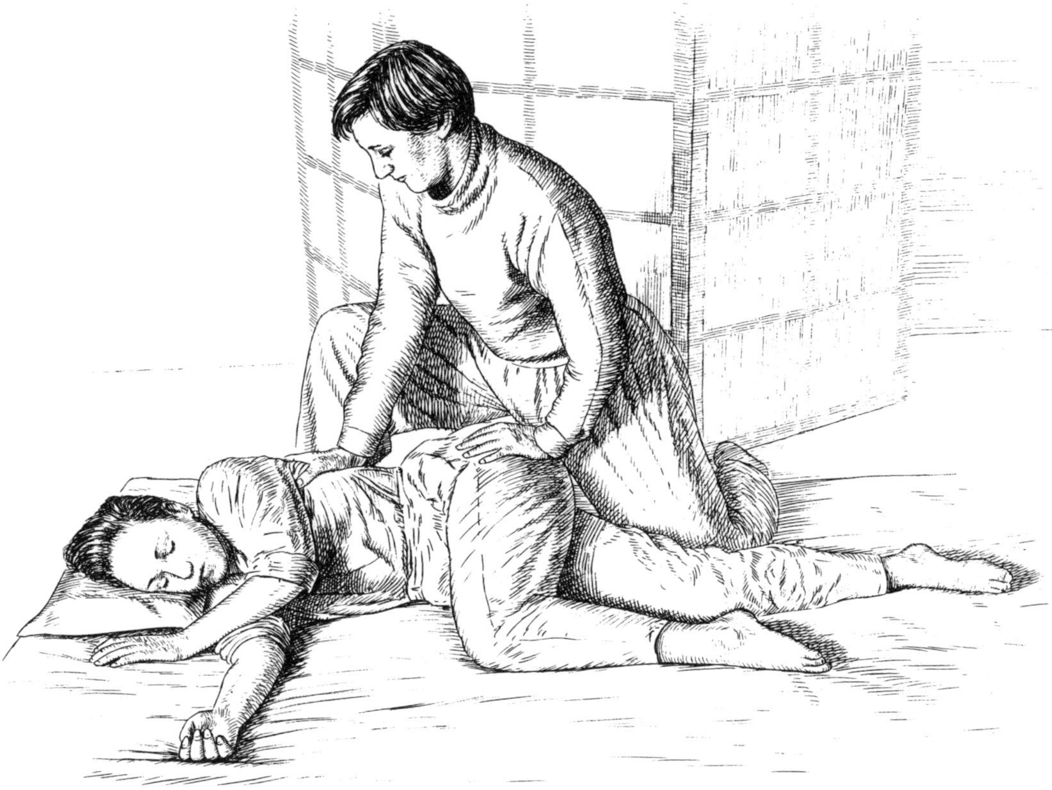

Behandeln Sie die Seite mit Ihrem Körpergewicht

Dann liegt die Ruhende Hand auf dem Oberschenkel knapp oberhalb des Knies und die Wandernde Hand folgt der Seite des Unterschenkels bis zum Fuß.

Bei der Arbeit am Oberschenkel können Sie Ihr Knie auch in den Raum zwischen Unterschenkel des behandelten Beines und dem Oberschenkel der Gegenseite positionieren.

Zur Behandlung des Unterschenkels wandern Sie am besten auf die Vorderseite Ihres Partners und knien vor dem Unterschenkel. Auf diese Weise fällt es viel leichter, hier senkrecht zur Oberfläche einzusinken.

Zum Abschluss der Behandlung in Seitenlage setzen Sie sich noch einmal neben den Rücken Ihrer Partnerin und halten wie zu Anfang Hara und unteren Rücken mit beiden Händen.

9 Die 12 Meridiane und 2 Gefäße

Bisher haben Sie allgemeine Shiatsu-Techniken in Bauch-, Seiten- und Rückenlage kennengelernt. Shiatsu ist aber noch mehr als bloße Körperarbeit. Die Arbeit mit den Meridianen erlaubt es, gezielt die verschiedenen Seiten des Körpers und der Persönlichkeit eines Menschen durch Berührung anzusprechen.

In diesem Kapitel werden die 12 Meridiane und 2 Gefäße dargestellt, deren Behandlung das Grundgerüst des Zen-Shiatsu ausmachen. Sie genau zu kennen und mit ihren Behandlungsweisen wirklich vertraut zu sein, ist die Voraussetzung für ein wirksames Meridian-Shiatsu.

An dieser Stelle muss erwähnt werden, dass Masunaga das klassische Meridiansystem – soweit es an der Oberfläche des Körpers verläuft – umfangreich ergänzt oder, wie er meinte, ihm seine ursprüngliche Form zurückgegeben hat. Dieses Anfänger-Lehrbuch beschränkt sich aus didaktischen Gründen auf die Darstellung der klassischen Meridiane der Chinesischen Medizin.

Wenn Sie sich entscheiden, eine Shiatsu-Ausbildung aufzunehmen, werden Sie möglicherweise das umfangreichere Meridiansystem nach Masunaga kennenlernen. In diesem Buch finden Sie jeweils nur eine kurze Beschreibung der erweiterten Verläufe. Zusammen mit Meike Kockrick habe ich den *Atlas Shiatsu – Die Meridiane des Zen-Shiatsu* geschrieben, das die »Masunaga-Verläufe« ausführlich darstellt. Es ist im Elsevier Verlag erschienen. Weitere Literaturhinweise finden Sie im Anhang.

Wenn Sie die Abbildungen der Meridiane auf den folgenden Seiten mit den Darstellungen in Akupunkturbüchern vergleichen, werden Sie feststellen, dass die Meridiane hier vereinfacht dargestellt sind. Würden wir uns auf die theoretischen Feinheiten im Meridianverlauf konzentrieren (wie sie in der Akupunktur von Bedeutung sind), so würden wir vom Wesentlichen im Shiatsu ablenken: Ein effektives Behandeln der Meridiane entsteht nicht durch theoretisches Wissen um ihren Verlauf, sondern vor allem dadurch, vertraut damit zu sein, wie sie sich in ihrem Verlauf im Körper anfühlen. Nur dies erlaubt den exakten Kontakt mit dem Raum der Meridiane, dessen Verlauf oft ein wenig anders ist, als es in Büchern dargestellt werden kann.

Im Gegensatz zur Akupunktur, welche in erster Linie die genaue Lage der Punkte beschreibt, den Verbindungen dazwischen aber keine große Bedeutung beimisst, ist Shiatsu vor allem an den Verläufen der Meridiane interessiert. Shiatsu arbeitet mit dem gesamten Raum des Meridians, nicht nur mit einigen ausgewählten Stellen. Zwar erleichtert auch uns das Wissen um die theoretische Lage der einzelnen Punkte die Orientierung (darum werden sie auch in diesem Buch beschrieben), letztlich aber entdecken wir die wichtigen Punkte im Verlauf einer Meridianbehandlung und stellen dann nicht selten fest, dass sie ein wenig an anderer Stelle liegen als in Akupunktur-Atlanten dargestellt.

Die Fähigkeit zu einer solchen Wahrnehmung entwickelt sich mit der Shiatsu-Praxis. Wenn sie in Ihrem Shiatsu immer und immer wieder den Meridianverläufen folgen, wie sie in diesem Buch dargestellt sind, dann wird sie sich von selber entwickeln. Dieses Kapitel ist darum auch als Nachschlagewerk gedacht, das Sie immer wieder zu Rate ziehen können, wenn Sie Shiatsu lernen oder in Ihrer Praxis anwenden.

Die sogenannten Kritischen Punkte bei Schwangerschaft

Folgende Punkte sollten Sie als Anfänger besonders achtsam behandeln, wenn Sie einer Schwangeren Shiatsu geben. Theoretisch könnte ihre starke Stimulierung vorzeitige Wehen auslösen oder die Schwangerschaft anderweitig beeinträchtigen.

Dickdarm Nr. 4 (siehe Seite 83)

Milz Nr. 6 (siehe Seite 97)

Blase Nr. 67 (siehe Seite 119)

Gallenblase Nr. 21 (siehe Seite 151)

Körpermaße im Shiatsu

Ein Wort noch zu den Längenmaßen, wie sie zum Auffinden der Orientierungspunkte oft angegeben werden:

Eine Daumenbreite (chines. *cun*) bezieht sich auf die Breite des Daumenendgliedes beziehungsweise die Länge des mittleren Gliedes des Mittelfingers und beträgt meist 2,5 cm, mitunter etwas weniger. Maßgeblich ist dabei immer die Hand der Person, die Sie behandeln. Vergleichen Sie Ihren Daumen mit dem einer deutlich größeren oder kleineren Person. Sie werden sehen, dass dies ein sehr individuelles – und damit sehr genaues – Längenmaß ist.

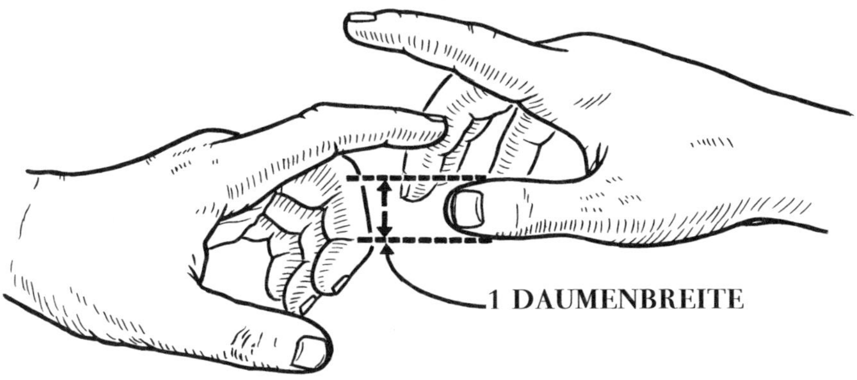

Oft bietet es sich an, die anderen Finger zur Orientierung zu Hilfe zu nehmen. Dann gelten diese Entsprechungen:

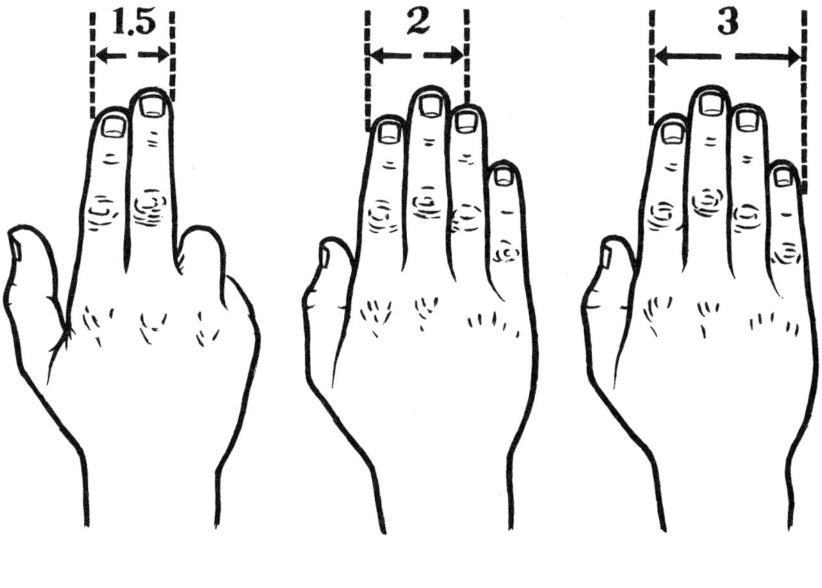

Lunge

Yin-Partner von Dickdarm

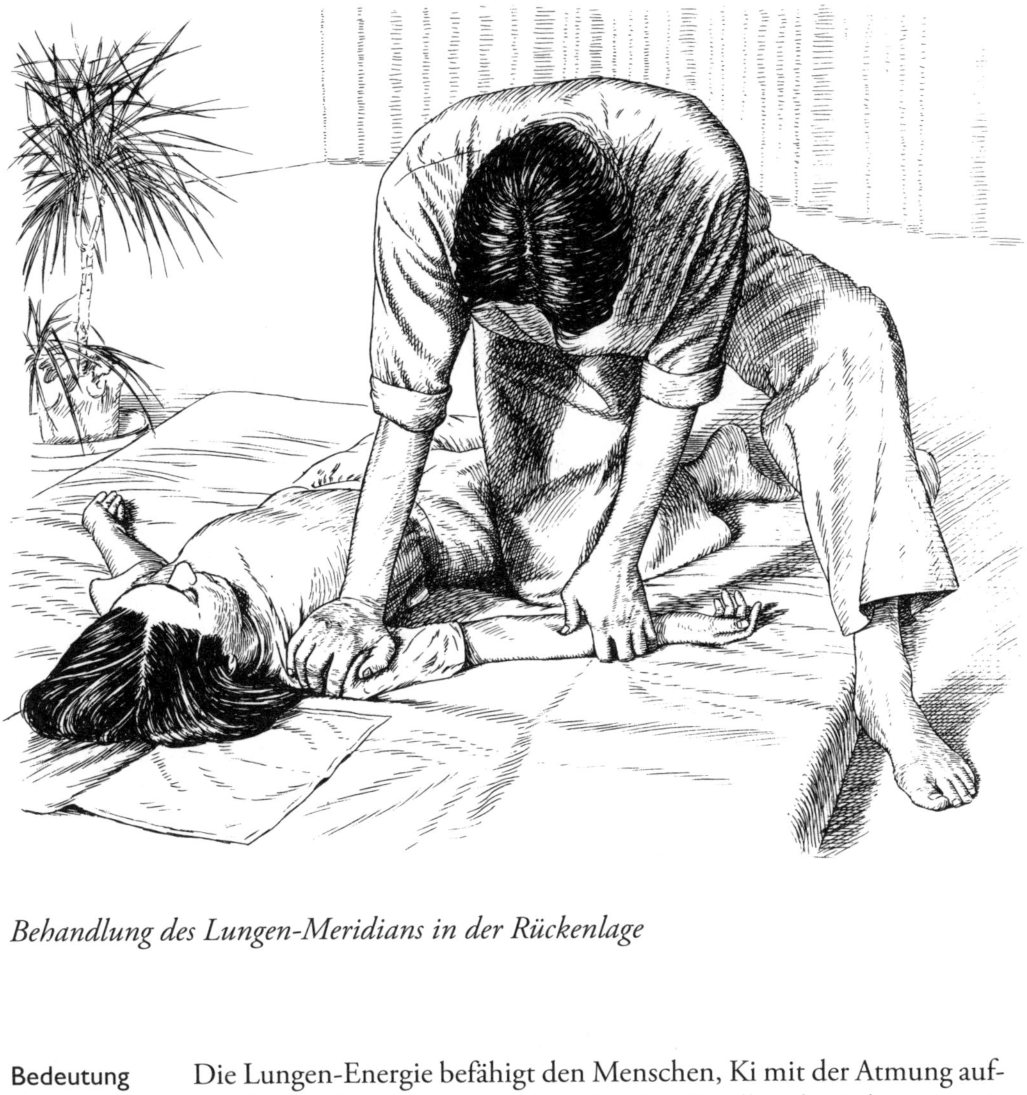

Behandlung des Lungen-Meridians in der Rückenlage

Bedeutung der Lungenenergie

Die Lungen-Energie befähigt den Menschen, Ki mit der Atmung aufzunehmen. Die Atmung ist eine der drei Quellen der Lebensenergie eines Menschen. Die anderen beiden Quellen sind die Nahrung (siehe Milz-Pankreas-Energie Seite 95) und die Vorgeburtliche Energie (siehe Nieren-Energie Seite 125).

Die Lungen repräsentieren die Seite der Gesamtenergie und der Persönlichkeit, die es dem Menschen erlaubt, in Kontakt zu anderen Personen zu treten. Gleichzeitig ermöglicht sie Schutzmechanismen gegen Einflüsse von außen – seien es Krankheiten, seien es soziale Eindrücke –, die auf uns einstürmen.

Eine Störung der Lungen-Energie mag sich zum Beispiel in Atembeschwerden, häufigen Erkältungen oder Infektionen der Luftwege wie Schnupfen oder Bronchitis äußern. Es könnte auch ein Energiemangel entstehen, der sich in Müdigkeit, Niedergeschlagenheit oder Depressionen zeigt. Andere wieder werden sich vielleicht emotional verschließen und sich von ihrer Umwelt zurückziehen.

Anmerkung

Zu den Bedeutungen der Meridian-Energien gebe ich Ihnen in diesem Buch für Anfänger lediglich einige Stichworte. Ihre umfassende Bedeutung in Körper und Psyche wird verständlicher mit dem Studium der Fünf Wandlungsphasen, das Teil einer Shiatsu-Ausbildung ist. In meinem Buch *Fünf Elemente und Zwölf Meridiane* (Bacopa Verlag) bin ich ausführlich auf die Wandlungsphasen eingegangen.

Verlauf des Lungen-Meridians

Von seinem Ausgangspunkt zieht der Meridian über die Vorderseite der Schulter, dann über den Oberarm daumenseitig neben Bizeps und Bizepssehne zur Ellenbeuge. Von hier aus geht er über die über die Daumenseite der Innenseite des Unterarmes zum Handgelenk und zum Daumen.

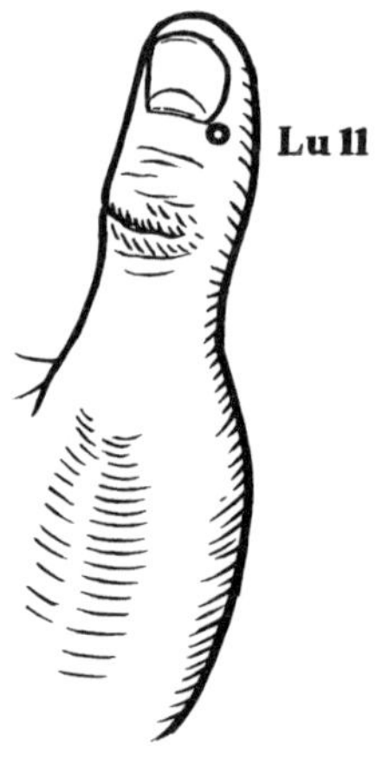

Der Lungen-Meridian endet am äußeren Nagelwinkel des Daumens

Verlauf des Lungen-Meridians

Stichworte: Yin-Meridian des Armes – verläuft vom Brustkorb zur Hand auf der Innenseite des Armes, daumenseitig.

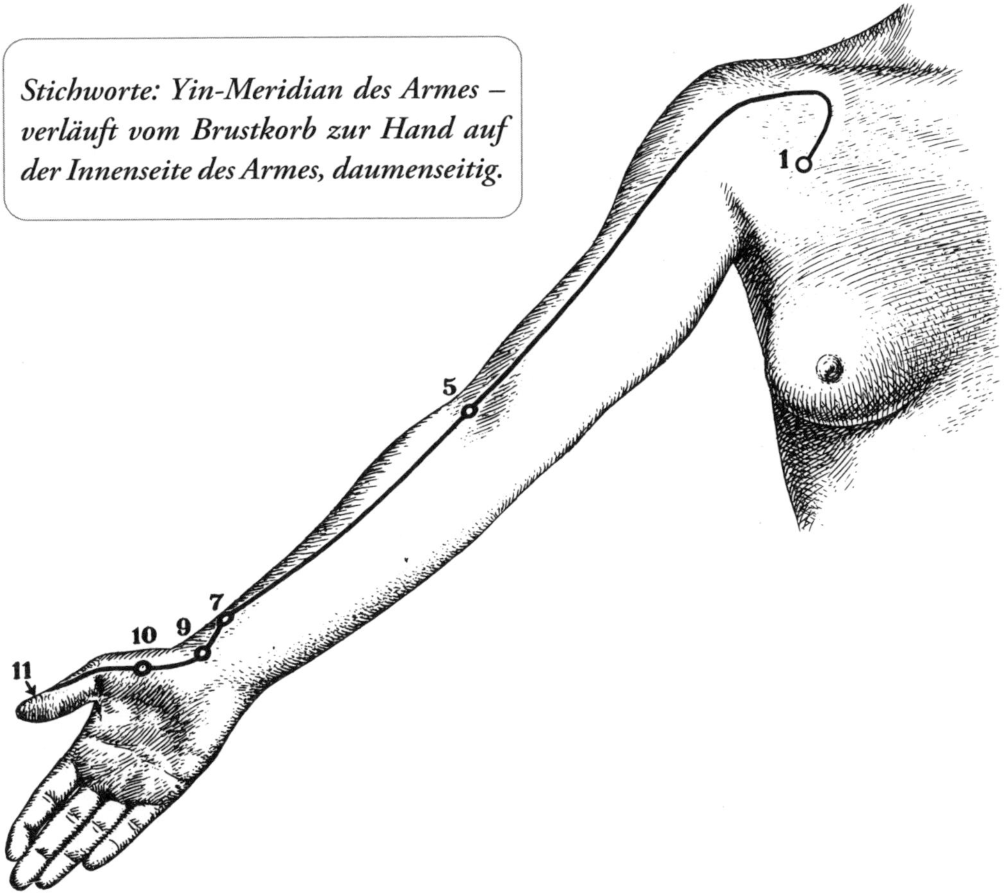

Orientierungshilfen zum Verlauf

Ausgangspunkt: Unter dem Schlüsselbein 8 Querfinger seitlich der Mittellinie zwischen der 1. und 2. tastbaren Rippe (da man die 1. Rippe nicht tasten kann – sie ist verdeckt durch das Schlüsselbein – liegt also Lunge Nr. 1 zwischen der 2. und 3. Rippe).

Ellenbogen: In der Ellenbeuge im äußeren Rand der Grube neben der Bizepssehne (leicht zu finden bei gebeugtem Ellenbogen, Nr. 5).

Handgelenk: Auf der Daumenseite, am Puls (Nr. 9).

Endpunkt: Am äußeren Nagelwinkel des Daumens (Nr. 11).

Erweiterungen und Veränderungen im Meridianverlauf nach Masunaga

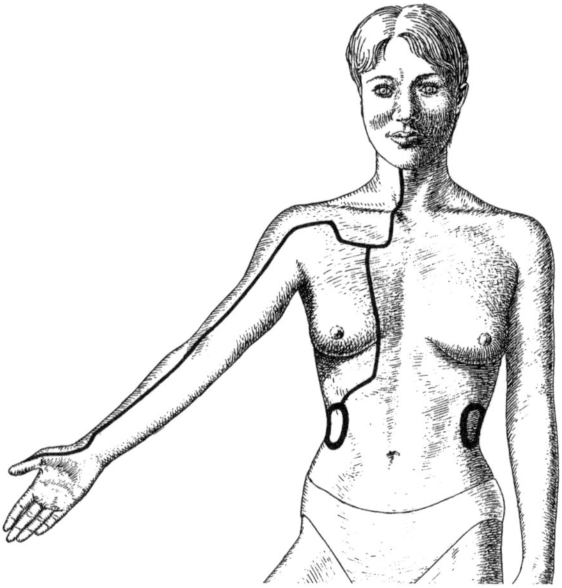

An Brustkorb und Hals:

Vom seitlichen Hara ausgehend steigt ein Meridian nach oben auf den Rand des Rippenbogens, folgt diesem ein Stück nach medial, um dann etwa 3 Cun seitlich der Mittelinie steil nach oben zu steigen.

Knapp unterhalb des Schlüsselbeins teilt er sich: Ein Ast steigt weiter nach oben die Luftröhre des Halses hinauf und endet im Übergang des Halses zum Mundboden. Der andere Ast verläuft nach lateral und verbindet sich mit Lunge 1.

An Becken und Bein:

Seitlich der Mittellinie einer Gesäßhälfte verläuft der Meridian nach unten ins Bein, und dort lateral neben dem Blasenmeridian bis zum Fuß. Über den seitlichen Fußrand zieht er unter die Fußsohle, wo er zwischen dem 1. und 2. Zehenballen endet.

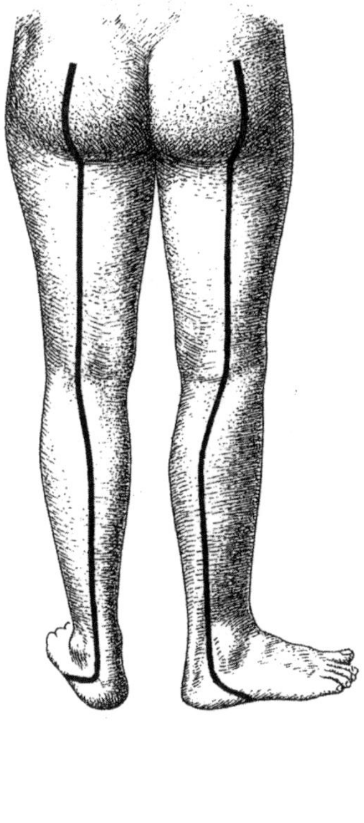

Behandlung des Lungen-Meridians

Bei der einfachsten Weise, den Lungen-Meridian zu behandeln, liegt unser Partner auf dem Rücken. Seine Arme liegen in einem Winkel von ca. 60° zum Körper, die Innenseiten weisen nach oben.

Um Kontakt zur Lungen-Energie aufzunehmen, können Sie sich zunächst ans Kopfende setzen und sich sanft mit den Händen auf den Brustkorb in der Gegend von Lunge Nr. 1 und zum Brustbein hin aufstützen. Indem Sie sich leicht vorbeugen lehnen Sie sich – wenn das möglich ist – nach und nach etwas mehr in diesen Bereich hinein. Die ganze Region repräsentiert Lungen-Energie, und die meisten Menschen empfinden einen solchen Druck als sehr angenehm.

Knien Sie dann mit einem aufgestellten Bein neben Ihrem Partner. Halten Sie mit der Ruhenden Hand die Schulter und arbeiten Sie mit der anderen Hand auf dem Meridian von der Schulter zum Daumen.

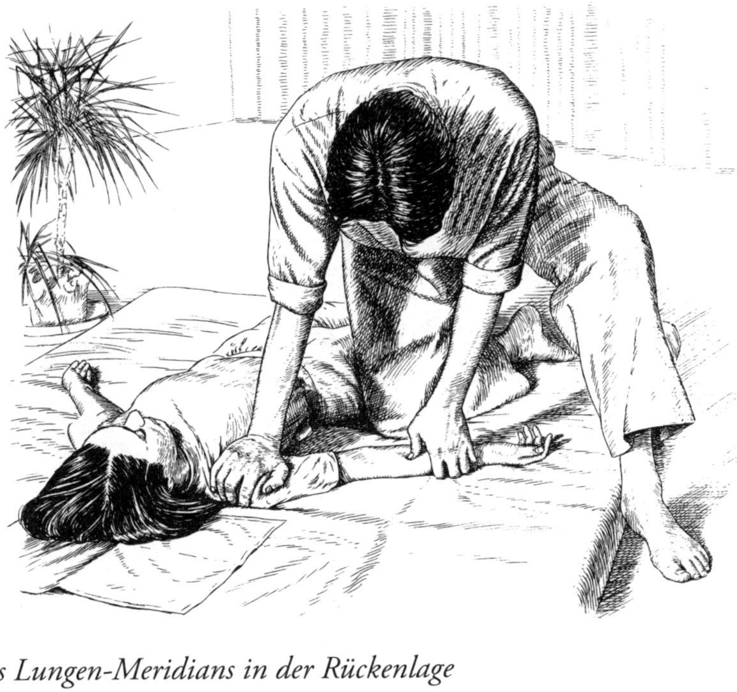

Behandlung des Lungen-Meridians in der Rückenlage

Setzen Sie zunächst den Handballen ein, dann den Daumen. Am Oberarm verläuft der Meridian weit daumenseitig – Ihr Daumen muss darum nahezu horizontal von der Kopfseite her kommend in den Oberarm einsinken.

Noch einfacher behandelt man den Meridian, indem man sich im breiten Fersensitz von der Kopfseite her vor den um 60° ausgebreiteten Arm setzt und so vor allem am Oberarm einen sehr direkten Zugang zum Verlauf des Meridians hat (keine Abbildung).

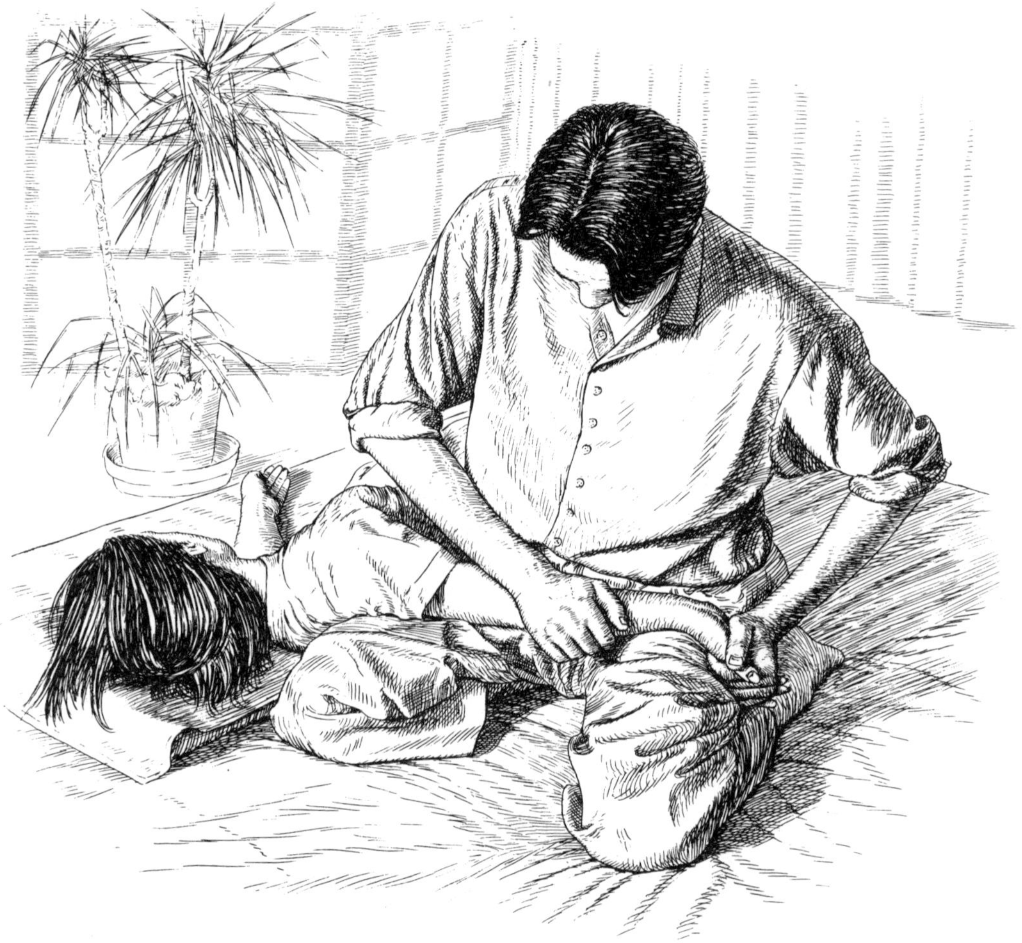

Behandlung des Lungen-Meridians in der Seitenlage

Eine andere schöne Möglichkeit, die Lungen-Energie zu stimulieren, bietet die Seitenlage (siehe Kapitel 8, Seite 61). Setzen Sie sich hierzu im Fersensitz neben den Rücken Ihres Partners. Durch die Lagerung des Armes auf Ihre Oberschenkel erfährt der Meridian eine sehr schöne Dehnung, die die Wirkung Ihrer Behandlung unterstützen wird.

Die Ruhende Hand liegt wie in der vorangehenden Behandlungsweise auf der Schulter und auf Lunge Nr. 1. Sollte eine mangelnde Beweglichkeit in der Schulter nicht zulassen, dass der Arm entspannt auf Ihren Beinen liegenbleibt, können Sie auch Ihre andere Hand in die Hand Ihres Partners legen. So halten Sie den Arm in seiner Position und geben gleichzeitig dem Meridian eine gute Vordehnung. In jedem Fall behandeln Sie den Meridian wie zuvor von der Schulter zum Daumen, zunächst mit dem Handballen (achten Sie darauf, dass Sie den Meridian treffen) und dann mit dem Daumen.

In einem fortgeschrittenen Shiatsu ergeben sich die für die Behandlung wesentlichen Punkte (Tsubos) aus dem Fluss der Behandlung selbst – der Behandler erspürt sie, während er den Meridian behandelt und bleibt quasi an ihnen hängen. Nicht selten entsprechen die so gefundenen Tsubos den hier aufgeführten »wichtigen Punkten«, häufig werden es aber auch andere sein. Gleichwohl ist es nicht nur für den Anfänger oft wertvoll, die beschriebenen Punkte in eine Shiatsu-Behandlung zu berücksichtigen.

Die hier vor allem aus didaktischen Gründen aufgelisteten Punkte werden auch in der Akupunktur und der punktorientierten Akupressur als bedeutsam angesehen. Ihre therapeutische Bedeutung, die sie durch die Stimulierung mit den Techniken dieser Methoden haben können, gebe ich in diesem Shiatsu-Buch nicht an. Der interessierte Leser kann sie in einem Akupunkturbuch nachschlagen.

Wichtige Punkte auf dem Lungen-Meridian

Nr. 1 Wie beschrieben

Nr. 7 Zwei Finger oberhalb der Handgelenksfalte auf der Speiche.

Nr. 10 In Höhe der Mitte des ersten Mittelhandknochens auf dem Rand des Daumenballens, dort, wo die helle Haut der Handinnenfläche in die dunklere des Handrückens übergeht.

Dickdarm

Yang-Partner von Lunge

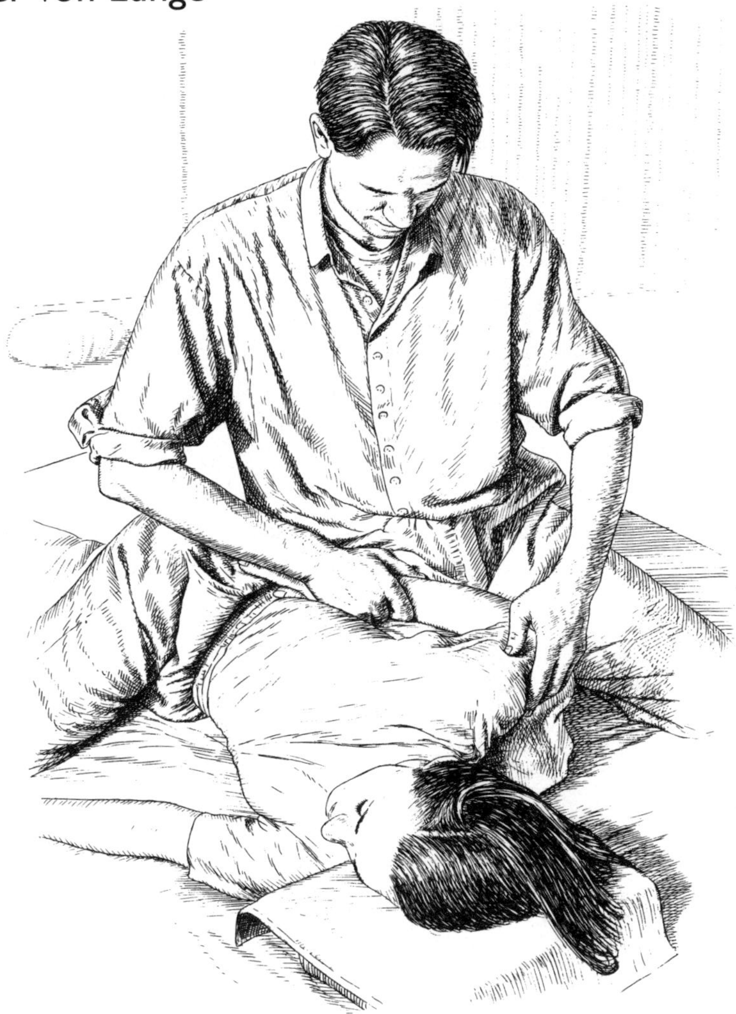

Behandlung des Dickdarm-Meridians in der Seitenlage

Bedeutung der Dickdarm-Energie

Die Dickdarm-Energie unterstützt die Lungen-Energie. Sie ermöglicht die Befreiung von Abfallstoffen durch die Ausscheidung über Haut und Darm. Sie ist beständig damit beschäftigt, energetische Stagnationen in uns aufzulösen, die sonst dazu führen würden, dass wir »steckenbleiben«. Gleichzeitig erhält sie das, was wir zur Zeit noch brauchen. Der Dickdarm steht zudem für die Fähigkeit in uns, einmal Begonnenes zu Ende zu führen ohne zu ermüden.

Ist unsere Dickdarm-Energie aus dem Gleichgewicht, mögen wir zum Beispiel häufig unter Erkältungen, verstopfter Nase oder Nebenhöhlenentzündungen und Furunkeln leiden. Andere Beschwerden können Kopfschmerzen (vor allem der Stirn), Verstopfung und Durchfall oder Hämorrhoiden sein. Es mag sein, dass wir in Vorstellungen oder Situationen verhaftet sind und uns so nicht weiterentwickeln können. Oder wir beginnen gerne immer wieder etwas Neues, verlieren jedoch rasch das Interesse oder die Ausdauer, es zu Ende zu führen.

Verlauf des Dickdarm-Meridians

Von seinem Ausgangspunkt am Zeigefinger läuft der Meridian zwischen dem 1. und 2. Mittelhandknochen zum Handgelenk. Von hier aus geht es auf der Daumenseite der Rückseite des Unterarmes hinauf zum Ellenbogen, dann über den seitlichen Oberarm und die untere Spitze des Delta-Muskels zur Seite der Schulter. Er überquert die Schulter etwa einen Daumen hinter dem Schlüsselbein und zieht vorn über den Sternocleidomastoideus-Muskel des Halses zum seitlichen Unterkiefer und zur Grube neben dem Nasenflügel.

Verlauf des Dickdarm-Meridians

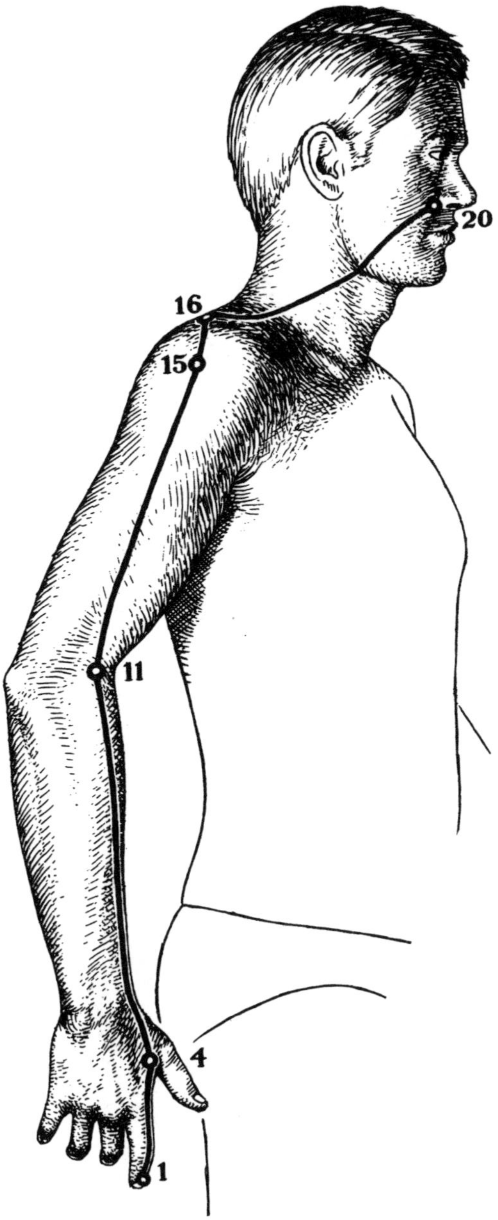

Stichworte: Yang-Meridian des Armes – verläuft daumenseitig auf der Rückseite des Armes von der Hand zum Kopf

Orientierungshilfen zum Verlauf

Ausgangspunkt:

Am Nagelwinkel des Zeigefingers, auf der dem Daumen zugewandten Seite.

Handrücken:

Wenn Sie den Daumen fest an die Hand anlegen, entsteht zwischen dem 1. und 2. Mittelhandknochen ein kleiner Muskelberg. Sie legen den Daumen auf die höchste Stelle dieses Berges und drücken unter den 2. Mittelhandknochen. Dieser Punkt sollte in der Schwangerschaft nicht stark stimuliert werden (Nr. 4).

Ellenbogen:

Bei gebeugtem Ellenbogen entsteht daumenseitig vom Außenknöchel *(Epicondylus radialis)* eine Grube. In der Tiefe dieser Grube (im dort verlaufenden *M. brachioradialis*), etwa 2 Daumen von der Spitze des Außenknöchels entfernt, am Ende der Beugefalte (Nr. 11).

Schulter:

Wenn Sie den Oberarm horizontal anheben, entsteht auf der seitlichen Kante der Schulter im Delta-Muskel eine kleine Rinne, durch die der Meridian läuft (Nr. 15).

Endpunkt:

In der Grube neben den Nasenflügeln (Nr. 20).

Erweiterungen und Veränderungen im Meridianverlauf nach Masunaga

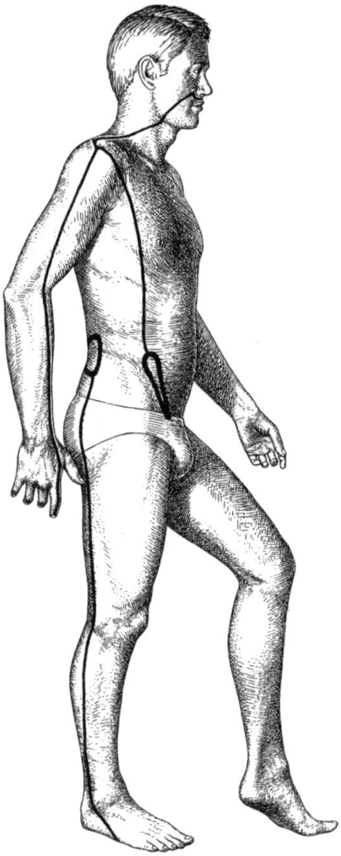

Am Brustkorb:

Vom seitlichen Hara zieht Dickdarm die Kante zwischen Vorderseite und Seite des Brustkorbes hinauf, dann über die Vorderseite der Schulter zum Punkt Dickdarm Nr. 15.

Am Arm:

Am Handgelenk zieht Dickdarm nach Masunaga nicht durch die Tabatière, sondern über den rückwärtigen Rand der Tabatière (Kante zwischen Radialseite und Rückseite des Handgelenkes).

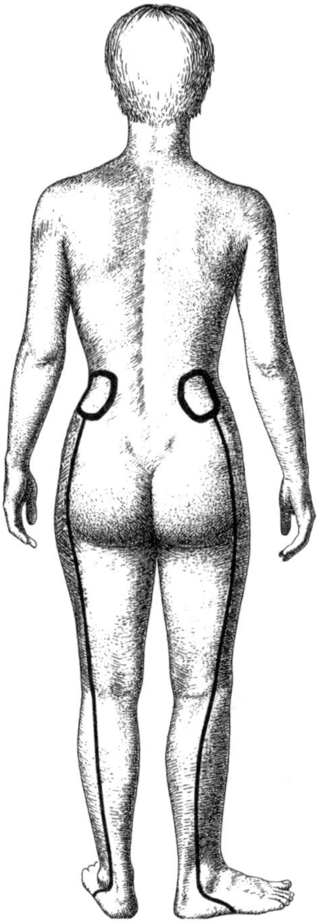

An Becken und Beinen:

Vom seitlichen Lendenbereich über das seitliche Becken, von dort auf der Rückseite des *Trochanter major* hinunter zum Bein.

Am Oberschenkel zwischen den Verläufen von Niere und Gallenblase entlang der Kante zwischen Rückseite und Außenseite, am Unterschenkel auf der Rückseite des Wadenbeins, über den seitlichen Fußrand unter den Wulst auf der Seite der Fußsohle. Er endet im Vorderrand des Ballens der Großzehe.

Behandlung des Dickdarm-Meridians

Bei der ersten Behandlungsmöglichkeit, die auch die einfachste ist, befindet Ihr Partner sich in der *Rückenlage*. Ähnlich wie bei der Behandlung des Lungen-Meridians liegt der Arm in einem Winkel von etwa 60° zum Körper. Dieses Mal allerdings weist die Rückseite des Armes nach oben.

Im ersten Abschnitt der Behandlung knien Sie auf der Kopfseite des Armes, die Ruhende Hand liegt auf der Hand des Partners, und Sie arbeiten von der Hand zum Ellenbogen.

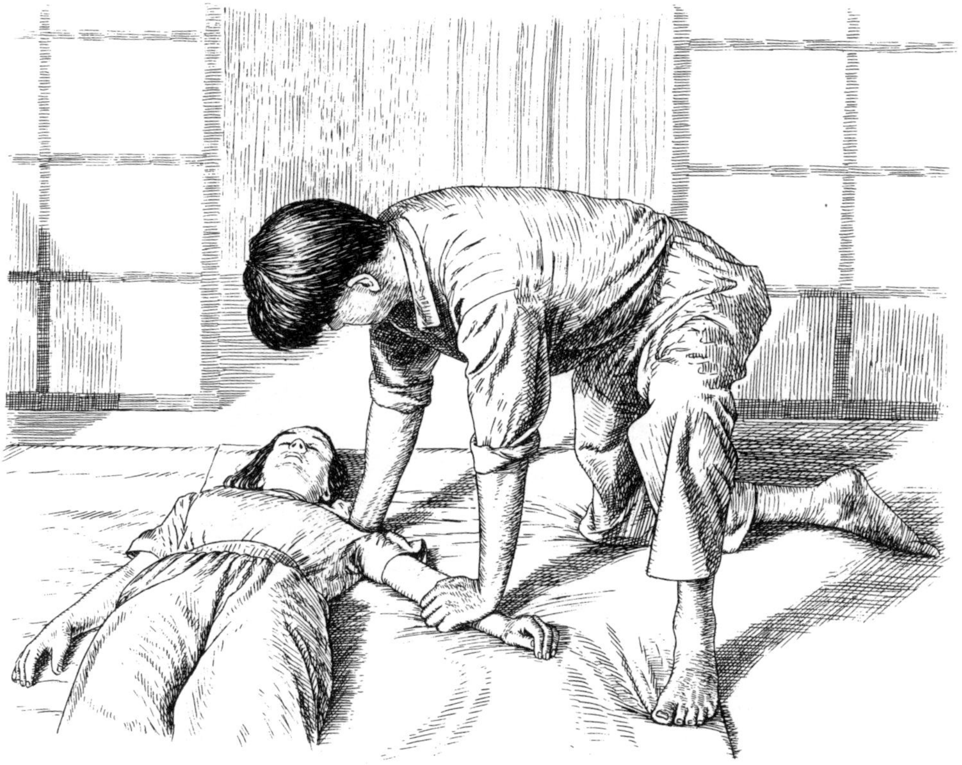

Behandlung des Dickdarm-Meridians in der Rückenlage

Dann legen Sie den Arm auf die Seite des Körpers mit der Hand auf dem Bauch. Auf diese Weise wird der Oberarm etwas gedreht und der Meridian leichter erreichbar. Außerdem wird der Ellenbogen gebeugt und Sie können den Orientierungspunkt dort finden (Nr. 11).

Sie können Ihre Position beibehalten oder sich auch im breiten Fersensitz seitlich vor den Oberarm setzen. Legen Sie die Ruhende Hand auf die Schulter und folgen Sie mit der anderen Hand dem Meridian bis dorthin.

Nach der Behandlung am Oberarm folgen Sie dem Meridian weiter über die Schulter, über den Hals bis zum Endpunkt neben den Nasenflügeln. Für diesen letzten Abschnitt bietet sich auch die *Seitenlage* an.

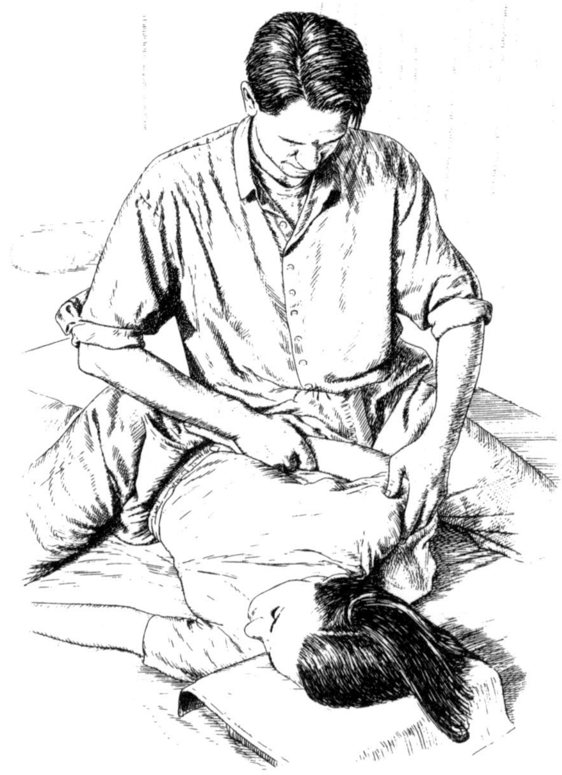

Behandlung des Dickdarm-Meridians in der Seitenlage

Hierzu sitzen Sie im Fersensitz neben dem Rücken Ihres Partners und legen dessen Arm leicht gebeugt in Ihren Schoß. Die Ruhende Hand hält die Hand des Partners, die andere Hand arbeitet auf dem Meridian bis zur Schulter.

Dann führen Sie die Ruhende Hand unter dem Arm des Partners hindurch von vorn auf die Schulter. Indem Sie die Schulter nun etwas fußwärts ziehen, dehnen Sie den Meridianverlauf auf der Schulter und am Hals und können mit der anderen Hand dort sehr gut arbeiten.

Wichtige Punkte auf dem Dickdarm-Meridian		(können in eine Behandlung mit einbezogen werden)
	Nr. 4	Auf dem Handrücken, wie beschrieben
	Nr. 11	Am Ellenbogen, wie beschrieben
	Nr. 16	Oben auf der Schulter weit seitlich, in dem Winkel, den Schlüsselbein und Schulterblattgräte bilden kurz bevor sie zusammenkommen.

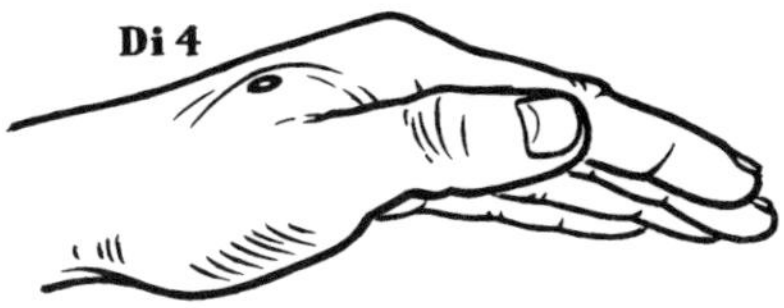

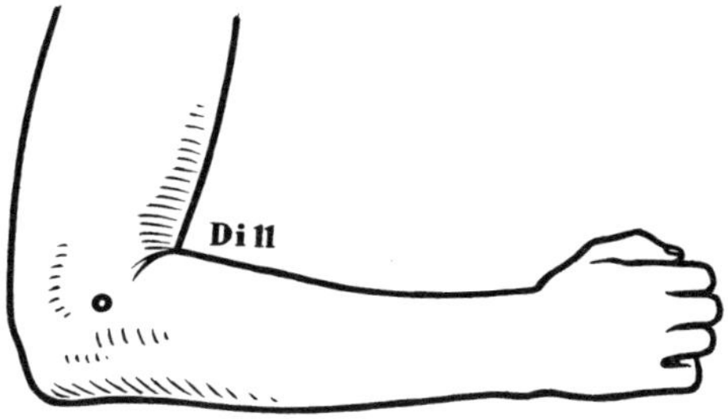

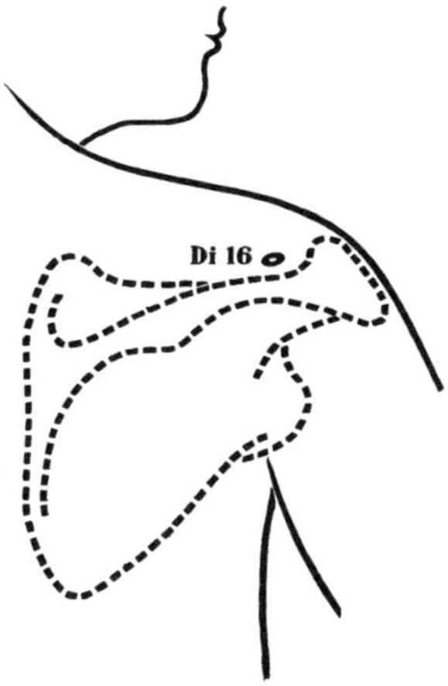

Magen

Yang-Partner von Milz-Pankreas

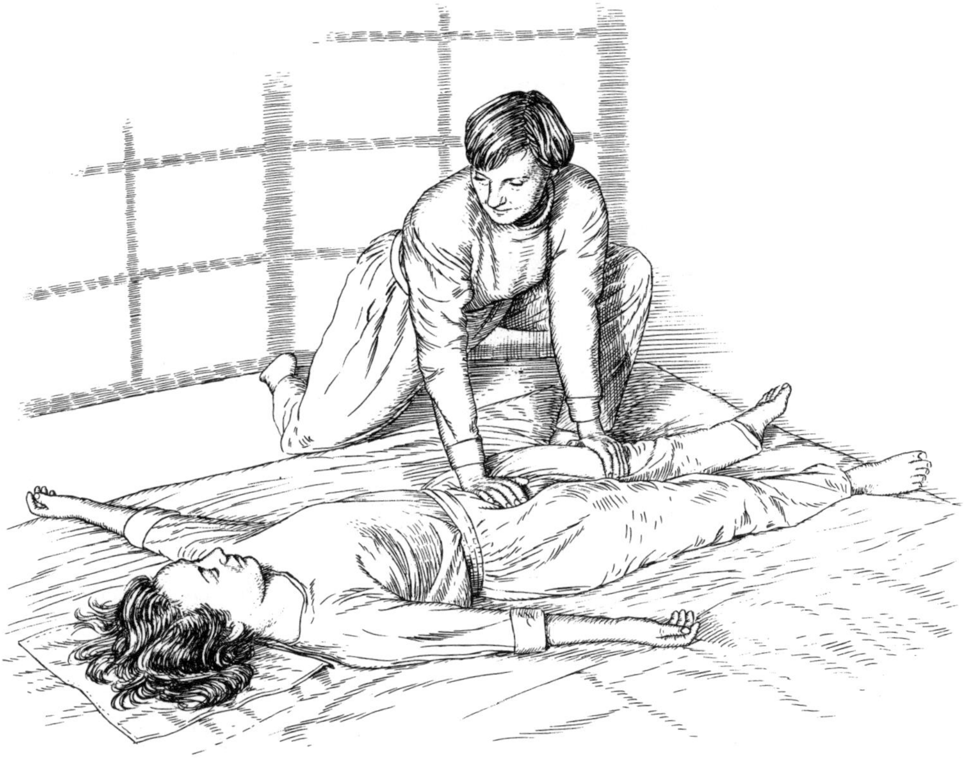

Behandlung des Magen-Meridians in der Rückenlage

Bedeutung der Magen-Energie

Der Magen-Aspekt unserer Persönlichkeit befähigt den Menschen, Nahrung aufzunehmen. Und zwar nicht nur physische, sondern auch seelische und soziale Nahrung. Die Magen-Energie lässt den Menschen Hunger und Appetit spüren, befähigt ihn aber auch, großzügig zu sein und andere Menschen zu unterstützen. Sie steuert die Brustdrüsen und die Milchbildung (der Magen-Meridian läuft durch die Brustwarzen) und steht auch in Beziehung zur Funktion der Eierstöcke und zum Menstruationszyklus.

Bei Störungen der Magen-Energie mag es zu Beschwerden kommen wie Magendrücken und Appetitlosigkeit, Sodbrennen, Übelkeit oder Magengeschwüren. Oder wir haben die Neigung, hastig und zu viel zu essen. Als ein anderes Symptom könnte nach der Geburt die Milchbildung der Mutter gestört sein.

Verlauf des Magen-Meridians

Von seinem Ausgangspunkt am Unterrand der Augenhöhle läuft der Magen-Meridian senkrecht über Gesicht und Hals nach unten zum Schlüsselbein. Im Gesicht passiert er dabei den lateralen Mundwinkel, am Unterkiefer zweigt ein kurzer Ast ab, der über den Kieferwinkel zur Schläfe hinaufzieht. In der Mitte des Halses läuft er genau über den dort gut spürbaren Puls der Halsschlagader.

Unterhalb des Schlüsselbeins läuft der Meridian etwa 4 Daumen seitlich der Mittellinie den Brustkorb hinunter, dabei zieht er durch die Mamillen. Am Bauch geht er nur noch 2 Daumen seitlich der Mittellinie bis hinunter zum Schambein.

Über die Leiste zieht Magen in einem deutlichen Bogen nach außen und liegt auf der Vorderseite des Oberschenkels deutlich lateral dessen Mittellinie auf dem stärksten Teil des großen Muskels *Quadrizeps femoris*. Er überquert das Knie lateral der Kniescheibe und führt am Unterschenkel 1 Querfinger seitlich der Vorderkante des Schienbeins zum Fußgelenk, auf deren Vorderseite er eine Grube durchquert. Auf dem Fußrücken findet sich der Meridian in der Rinne zwischen dem 2. und 3. Mittelfußknochen und endet im lateralen Nagelwinkel der 2. Zehe.

Anmerkung

Innen und außen sind am Körper oft widersprüchliche Beschreibungen. Eindeutiger sind die Begriffe *medial* und *lateral*. Medial bedeutet »der Mittellinie des Körpers zugewandt«. Lateral bedeutet »der Mittellinie des Körpers abgewandt«.

Verlauf des Magen-Meridians

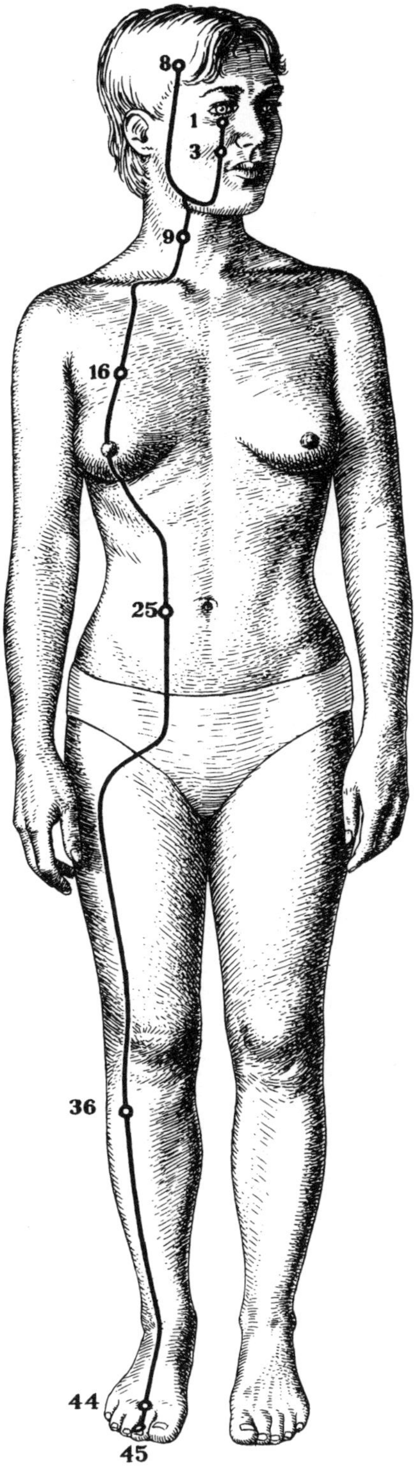

***Stichworte:* Yang-Meridian der Vorderseite des Körpers und der Beine – verläuft vom Kopf herunter zu den Füßen.**

Orientierungshilfen zum Verlauf

Ausgangspunkt:

Am unteren Rand der Augenhöhle, unter der Pupille, wenn man geradeaus schaut.

Hals:

In Höhe des Kehlkopfes, lateral der Halsschlagader (Nr. 9).

Schläfe:

Knapp oberhalb des Haaransatzes, etwas vor einer Senkrechten Linie durch den Kieferwinkel (Nr. 8).

Brustkorb:

Etwa 4 Daumen seitlich der Mittellinie.

Bauch:

2 Daumen seitlich der Mittellinie.

Oberschenkel:

Lateral der Mittellinie, auf dem seitlichen Bauch des 4-köpfigen Oberschenkelmuskels *(M. quadriceps femoris).*

Unterschenkel:

1 Querfinger lateral der Vorderkante des Schienbeins, in der Höhe, wo das Schienbein sich zum Schienbeinkopf verbreitert, wenn man mit dem Finger von unten nach oben fährt (Nr. 36).

Endpunkt:

Am lateralen Nagelwinkel der 2. Zehe (Nr. 45).

Erweiterungen und Veränderungen im Meridianverlauf nach Masunaga

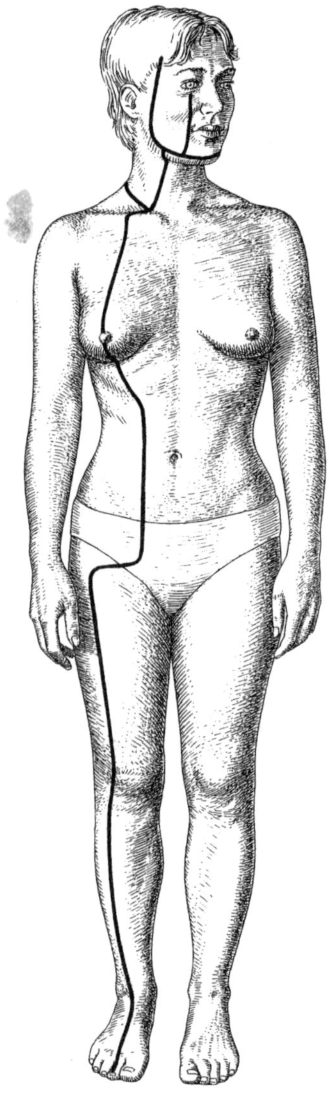

Am Kopf:

Masunaga sieht den Ast auf dem seitlichen Kopf vom Kieferwinkel bis zum Punkt Magen Nr. 8 als Teil des Milz-Pankreas-Meridians.

An Schulter und Arm:

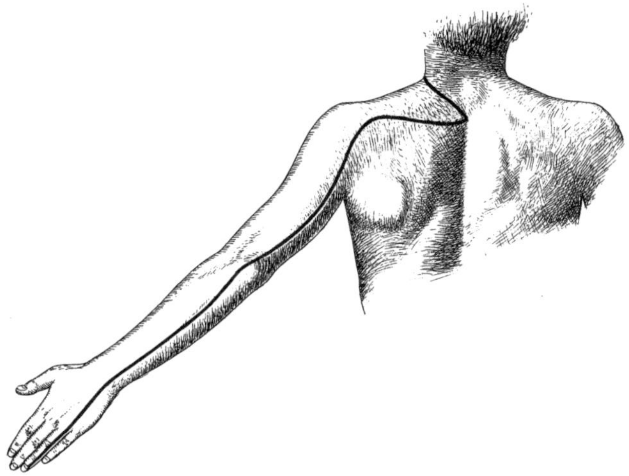

Oberhalb des Schlüsselbeins zweigt ein Ast ab, der auf der Schulter dicht um den Halsansatz herum nach hinten zum Punkt Lenkergefäß Nr. 14 zwischen den Dornfortsätzen des 7. Hals- und des 1. Brustwirbels zieht. Von dort wandert der Meridian vor der Schulterblattgräte zur seitlichen Schulter. Über die Rückseite der Schulter geht er zum Arm hinunter.

Am Oberarm und Unterarm findet er sich jeweils auf der kleinfingerseitigen Rückseite zwischen den Meridianen von Dünndarm und Dreifachem Wärmer, an der Hand zieht er zwischen den Mittelhandknochen 4 und 5 zum kleinfingerseitigen Nagelwinkel des Ringfingers (Dreifacher Wärmer Nr. 1).

Behandlung des Magen-Meridians

In der *Rückenlage:* Setzen Sie sich zunächst an das Kopfende Ihrer Partnerin und folgen Sie dem Meridian im Gesicht und am Hals mit dem Daumen und auf dem oberen Brustkorb mit dem Handballen. Knien Sie dann im Fersensitz neben der Partnerin und gehen Sie den Meridian am Brustkorb und auf dem Bauch mit den Handkanten oder Handballen und dann mit den Daumen entlang.

Um am Oberschenkel Ihr Gewicht richtig einsetzen zu können, stellen Sie ein Bein auf. Ihre Ruhende Hand liegt nun aufmerksam mit wenig Gewicht auf dem Bereich des Magens oder auf dem unteren Hara Ihrer Partnerin und die andere Hand wandert den Meridian herunter zum Knie, wieder zuerst mit dem Handballen, dann mit dem Daumen.

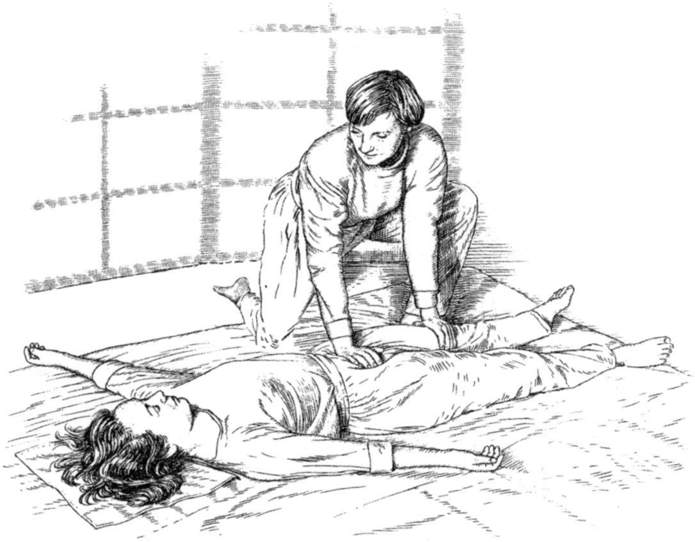

Behandlung des Magen-Meridians in der Rückenlage

Um am Unterschenkel arbeiten zu können, müssen Sie etwas weiter fußwärts rücken, so dass Ihr Hara sich direkt vor dem Bereich befindet, an dem Sie arbeiten. Die Ruhende Hand liegt nun auf dem Magen-Meridian des Oberschenkels, mit der anderen Hand folgen Sie dem Fluss der Magen-Energie zunächst auf dem Muskel dicht neben dem Schienbein zur Grube in der Vorderseite des Fußgelenkes, dann über den Fußrücken zwischen dem 2. und 3. Mittelfußknochen zum lateralen Nagelwinkel der 2. Zehe.

Eine andere Möglichkeit besteht darin, dass Sie im weiten Fersensitz vor dem Bein sitzen. Auch aus dieser Position können Sie den Verlauf des Magen-Meridians am gesamten Bein sehr gut erreichen und dort hinein lehnen (ohne Abbildung).

In der Seitenlage oder Bauchlage lässt sich der Magen-Meridian nicht so gut behandeln.

Wichtige Punkte auf dem Magen-Meridian
(können in eine Behandlung des Meridians mit einbezogen werden)

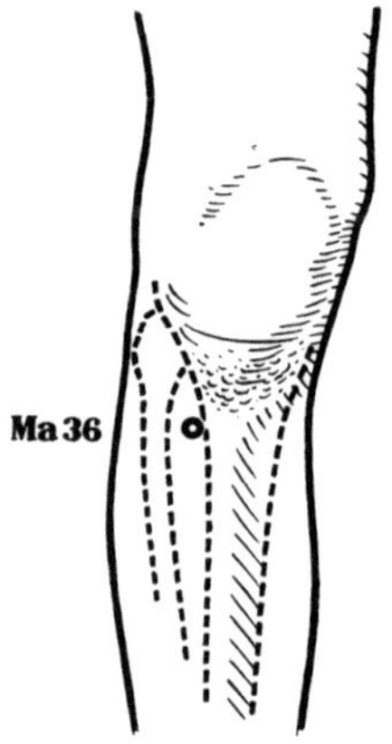

Nr. 3 Senkrecht unter der Pupille, wenn man geradeaus schaut, in der Höhe der Nasenflügel.

Nr. 8 Am Oberrand der Schläfe, einen halben Daumen hinter dem Haaransatz.

Nr. 16 Über der Brustwarze zwischen der 2. und 3. unterhalb des Schlüsselbeins tastbaren Rippe (3. Interkostalraum).

Nr. 25 2 Daumen neben dem Nabel im Rand des Geraden Bauchmuskels *(M. rectus abdominis).*

Nr. 36 Am Unterschenkel, unter dem Schienbeinkopf, wie beschrieben.

Nr. 44 Zwischen dem 2. und 3. Mittelfußknochen, ein halber Daumen oberhalb des Randes der »Schwimmhaut«.

Milz-Pankreas

Yin-Partner von Magen

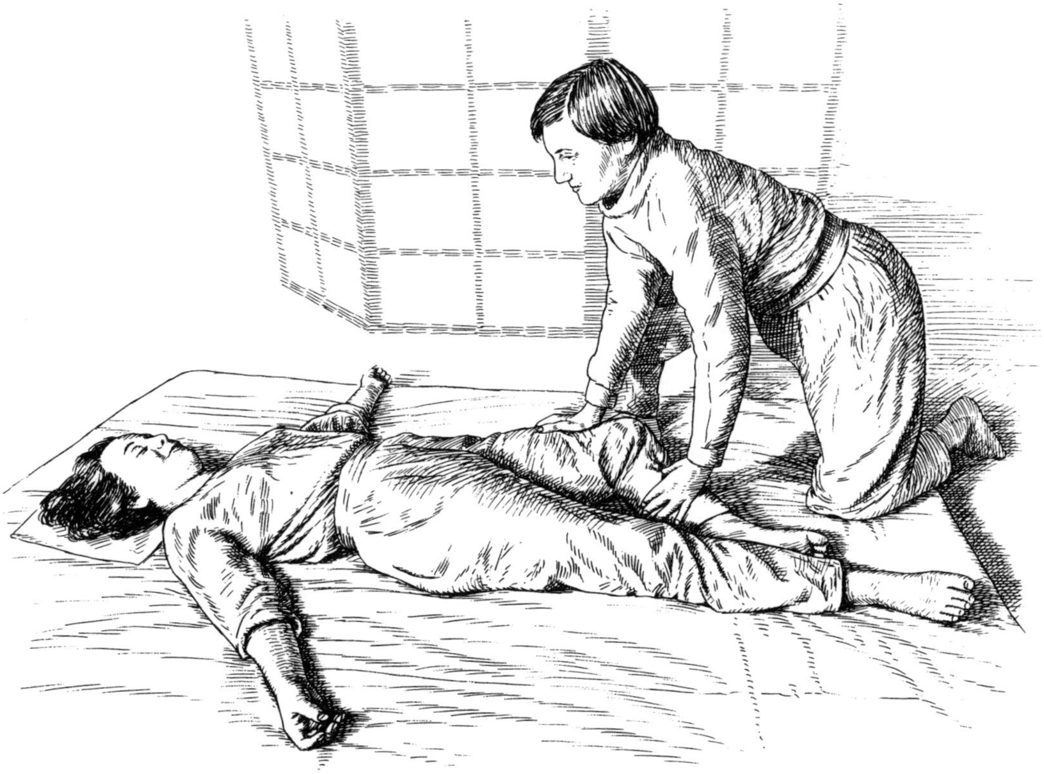

Behandlung des Milz-Pankreas-Meridians in der Rückenlage

Bedeutung der Milz-Pankreas-Energie

Die Milz-Pankreas-Energie (Pankreas = Bauchspeicheldrüse) gewinnt Energie aus Nahrung. Dies gilt sowohl für physische als auch seelisch/ geistige Nahrung. Auf der körperlichen Ebene entspricht dies nach west-lichem Verständnis etwa den die Nahrung verwertenden Funktionen des Darmes und den aufspaltenden Enzymen zum Beispiel der Bauchspeicheldrüse. Milz-Pankreas vermittelt die Fähigkeit zu Mitgefühl und für andere Menschen zu sorgen. Die Milz hält zudem die Flüssigkeiten des Körpers in ihren Bahnen und hält die inneren Organe an ihrem Platz. Der Meridianverlauf an Becken und Beinen steht in besonderer Beziehung zum Energiehaushalt des Beckens und damit auch zum hormonellen Zyklus der Frau.

Bei Störungen im Bereich der Milz-Energie mögen wir zum Beispiel unter Verdauungsschwäche, Durchfall, geblähtem Bauch oder vermehrter Speichelproduktion leiden. Bei einer Frau könnte es sich in Menstruationsproblemen oder zum Beispiel einer Gebärmuttersenkung nach Geburten äußern. Über- oder Untergewicht, Neigung zu blauen Flecken, Schmerzen auf der Innenseite des Knies, Neigung zu einer feuchten Haut und schwitzen schon bei geringer Anstrengung, Müdigkeit und kaum zu überwindende Schlappheit oder auch ein ständiges Kreisen der Gedanken ohne zu einer Lösung zu kommen sind weitere mögliche Symptome.

Verlauf des Milz-Pankreas-Meridian

Von seinem Ausgangspunkt am medialen Nagelwinkel der Großen Zehe läuft der Milz-Pankreas-Meridian über den Innenrand des Fußgewölbes und über den Innenknöchel zur Innenseite des Unterschenkels. Hier finden Sie ihn in der Rinne unmittelbar neben der Innenkante des Schienbeins. Er verläuft über die Innenseite des Knies und über den inneren Kniegelenksspalt.

Am Oberschenkel geht es vom Innenrand der Kniescheibe am medialen Rand des Vierköpfigen Oberschenkelmuskels *(Quadriceps femoris)* entlang zum Bauch. Knapp oberhalb der Leiste besitzt er einen wichtigen Punkt (Milz-Pankreas Nr. 13).

Über den Bauch verläuft der Meridian 4 Daumen seitlich der Mittellinie, auf der Brust in einem weiten Bogen seitlich an den Mamillen vorbei bis zum Punkt Nr. 20 einen Rippenzwischenraum unter Lunge Nr. 1 und dann im Bogen zu seinem Endpunkt Nr. 21 auf der Seite des Brustkorbes zwischen der 6. und 7. Rippe (etwas unterhalb der Höhe der Mamillen).

Verlauf des Milz-Pankreas-Meridians

Stichworte: Yin-Meridian des Beines – verläuft vom Fuß bis unter die Achselhöhle; verläuft auf der Innenseite des Beines.

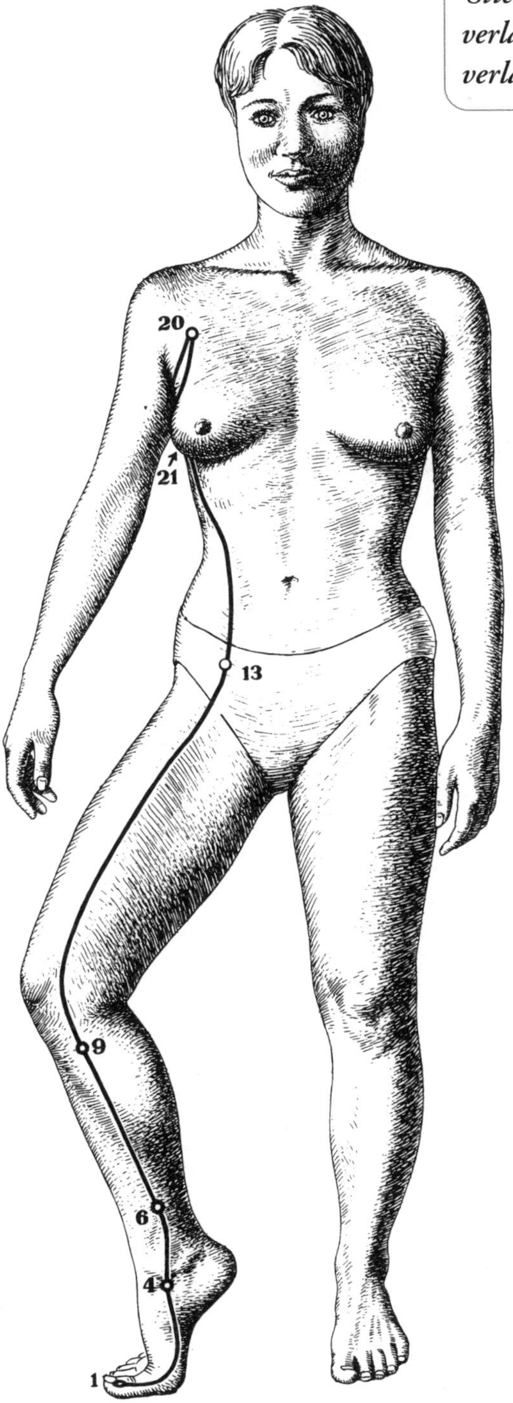

Orientierungshilfen zum Verlauf

Ausgangspunkt:
Innerer (medialer) Nagelwinkel der Großen Zehe.

Fußgelenk:
In der Grube knapp vor und unter dem Innenknöchel (Nr. 4).

Knie:
Am Unterrand des Schienbeinkopfes – das ist die Verbreiterung des Schienbeins unter dem Knie (Nr. 9).

Leiste:
1–2 Daumen oberhalb der Leiste, 4 Daumen seitlich der Mittellinie im Unterbauch (Nr. 13), Druckrichtung nach außen-unten gegen die Leiste.

Brustkorb:
Ein Zwischenrippenraum unter Lunge Nr. 1 (Nr. 20).

Endpunkt:
Unter der Achselhöhle, zwischen der 6. und 7. Rippe (Nr. 21).

Erweiterungen und Veränderungen im Meridianverlauf nach Masunaga

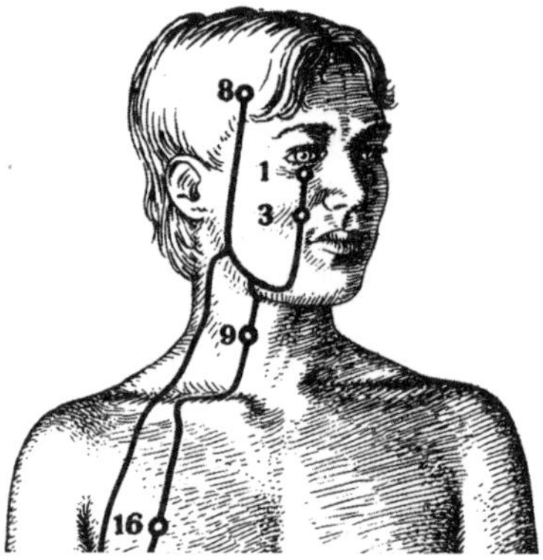

An Schulter und Kopf:

Ein anderer Ast geht vom Punkt Nr. 20 aus über das Schlüsselbein zur Seite des Halses, dann zum Kieferwinkel (Magen Nr. 6) und folgt dem Magen-Meridian die Seite des Kopfes hinauf bis zum Punkt Magen Nr. 8 an der Schläfe.

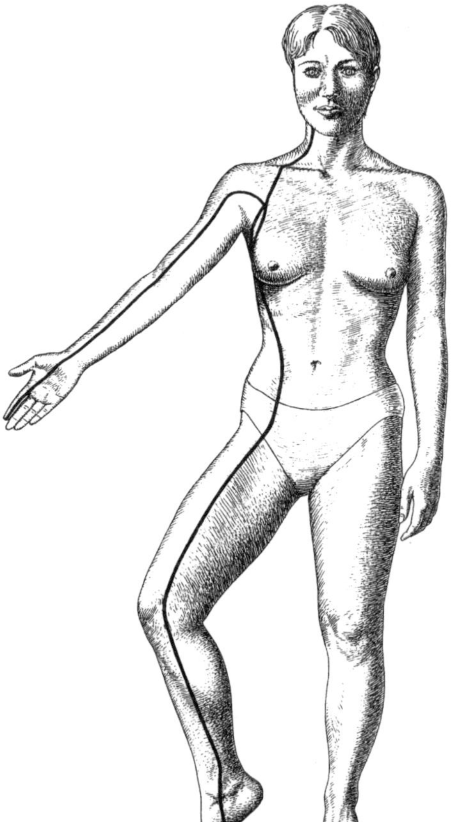

An den Armen:

Vom Punkt Milz-Pankreas 20 geht ein Ast durch die Rinne in der Vorderseite der Schulter zum Oberarm. Hier verläuft er dicht daumenseitig neben dem Bizeps-Muskel zwischen den Meridianen von Perikard und Lunge, ebenso am Unterarm, wo man ihn daumenseitig auf der Innenseite findet. Über den Daumenballen zieht er in die Handinnenfläche und zur Spitze des Zeigefingers.

Behandlung des Milz-Pankreas-Meridians

Die günstigste Behandlungsposition ist die *Rückenlage*. Da Sie am Bein beginnen, legen Sie dieses so hin, dass die Fußsohle dem anderen Bein mit der Großzehe in Höhe des Innenknöchels dicht anliegt. Sie werden bemerkt haben, dass auf diese Weise die Innenseite des Beines, wo der Meridian verläuft, nach oben gedreht wurde und so leicht zu erreichen ist. Außerdem erzielen Sie mit dieser Beinposition eine Dehnung in der Leiste und damit eine gute Vorstimulierung der Milz-Energie. Eventuell unterstützen Sie das Knie mit einem Kissen.

Zunächst knien Sie vor dem Unterschenkel Ihrer Partnerin und behandeln den Meridian in diesem Abschnitt, erst mit dem Handballen, dann mit dem Daumen. Die Ruhende Hand liegt dabei auf dem Milz-Meridian auf dem Oberschenkel (achten Sie immer darauf, dass Ruhende Hand und Wandernde Hand eine gute Verbindung haben und nicht zu weit auseinander liegen).

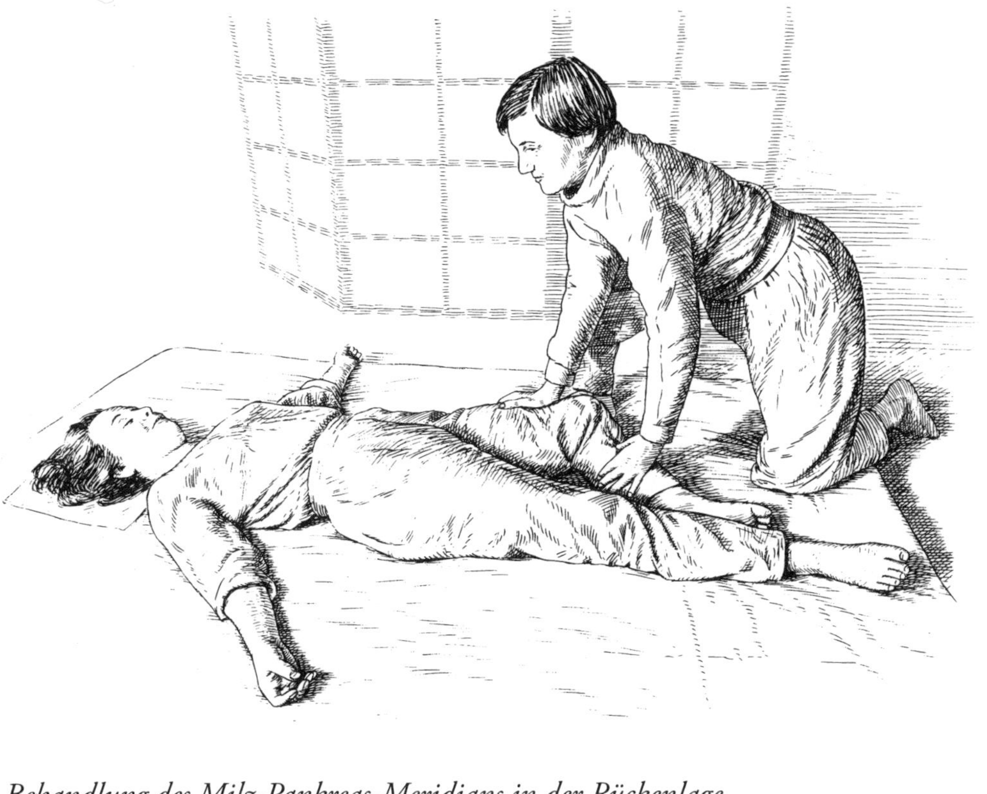

Behandlung des Milz-Pankreas-Meridians in der Rückenlage

Um am Oberschenkel zu arbeiten, rücken Sie dorthin. Ihre Ruhende Hand liegt jetzt auf dem unteren Hara Ihrer Partnerin, die andere Hand folgt dem Meridian bis zur Leiste. Vergewissern Sie sich, dass Sie ihn in dieser Position nicht zu weit auf der Innenseite des Oberschenkels suchen.

Zur Behandlung des Meridians am Rumpf setzen Sie sich in den Fersensitz neben Ihre Partnerin und folgen dem bogenförmigen Verlauf mit den Seiten Ihrer Hände. Achtung, der Meridian verläuft seitlich der Mamillen!

Wichtige Punkte auf dem Milz-Pankreas-Meridian
(können in eine Behandlung des Meridians mit einbezogen werden)

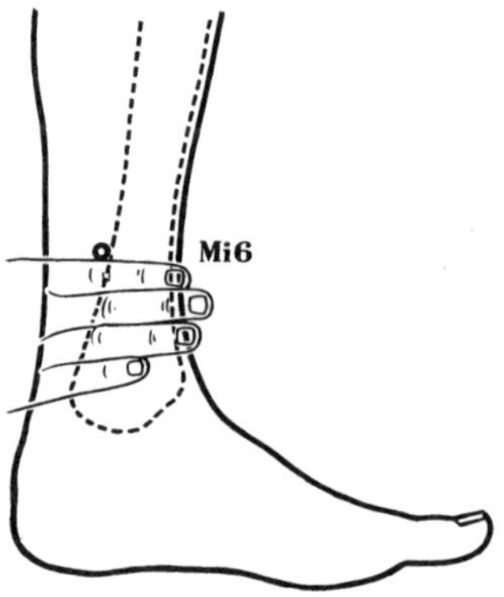

Nr. 6 4 Querfinger oberhalb des Innenknöchels in der Rinne dicht hinter dem Innenrand des Schienbeins. Sollte in der Schwangerschaft nicht stark stimuliert werden.

Nr. 9 Am Unterrand des Schienbeinkopfes in der Verlängerung der Rinne neben der Innenkante des Schienbeins.

Nr. 10 Auf dem Muskelbauch *(M. vastus medialis)*, 2 Daumen oberhalb der Innenseite der Kniescheibe.

Nr. 13 Knapp oberhalb der Leiste, wie beschrieben.

Herz

Yin-Partner von Dünndarm

Hier beschreibe ich die beiden ersten Feuer-Meridiane. Später lernen Sie noch zwei weitere kennen.

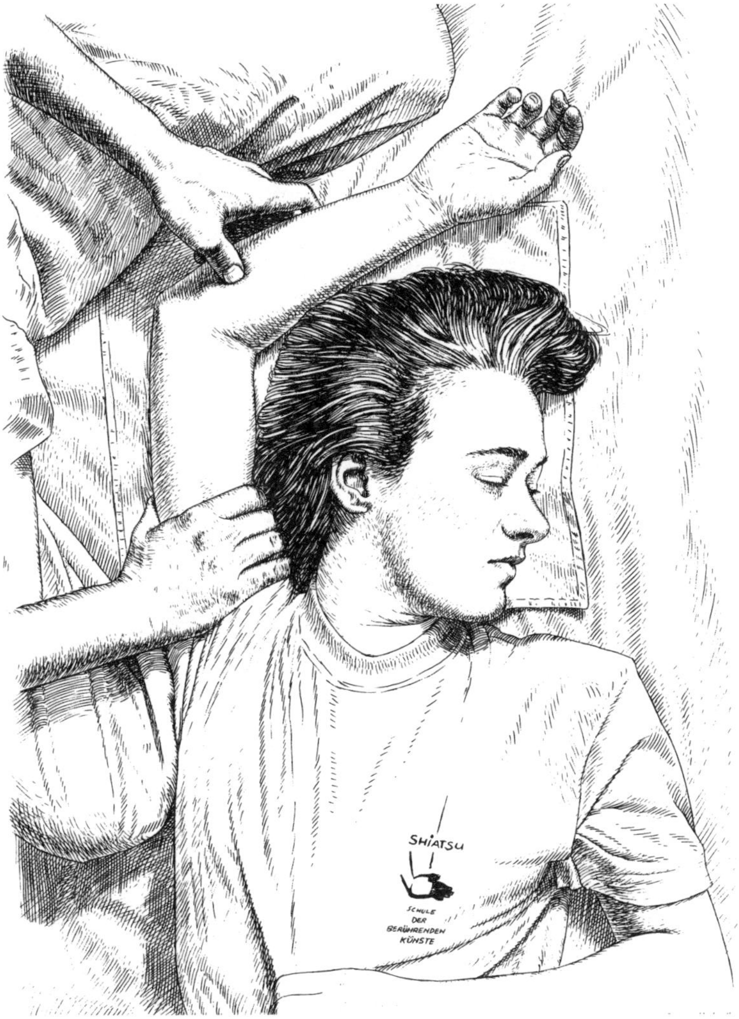

Behandlung des Herz-Meridians in der Rückenlage

Bedeutung der Herz-Energie

Das Herz ist der Sitz des Geistes, der höchsten – intuitiven – Intelligenz. Es wird in klassischen Texten mit dem König verglichen, der seine Untertanen mit Einsicht und Verständnis regiert.

Die Herz-Energie sorgt für die Harmonie im Zusammenspiel der verschiedenen Organ-Energien und ihrer Meridiane und dabei vor allem für die Harmonie unserer Seele und unserer Gefühle und befähigt den Menschen, zu lieben. Sie gibt uns innere Ruhe und Klarheit des Geistes und steht in Beziehung zu den vier Sinnen des Kopfes und zum Verstehen.

Eine Imbalance der Herz-Energie könnte sich zum Beispiel als innere Unruhe, Nervosität, Gefühlskälte, seelische Erschöpfung oder Schlafstörungen äußern. Sprechprobleme, Engegefühl in der Brust, Verkrampfung der Bauchorgane oder auch ein häufiges »Einschlafen« des Unterarmes und des Kleinen Fingers mögen andere Hinweise sein.

Verlauf des Herz-Meridians

Von seinem Ausgangspunkt im Zentrum der Achselhöhle läuft der Herz-Meridian kleinfingerseitig über die Innenseite von Ober- und Unterarm. Am oberen Oberarm ist dabei der Puls der Armarterie zu spüren. Den Ellenbogen überquert der Meridian etwa einen Finger innerhalb des ulnaren *Epicondylus* (innerer Ellenbogenknöchel).

Am Unterarm läuft er zunächst auf dem kräftigen Muskel des oberen Unterarmes, dann auf dessen Sehne, und schließlich zwischen Sehne und Elle zum Ansatz der Sehne am Erbsenbein (Nr. 7).

Vom Handgelenk aus läuft er über den Kleinfingerballen zur Innenseite des Kleinen Fingers und endet an dessen inneren (daumenseitigen) Nagelwinkel.

Verlauf des Herz-Meridians

Stichworte: Yin-Meridian des Armes – verläuft von der Achselhöhle zur Hand; verläuft auf der Innenseite des Armes zur Seite des Kleinen Fingers hin.

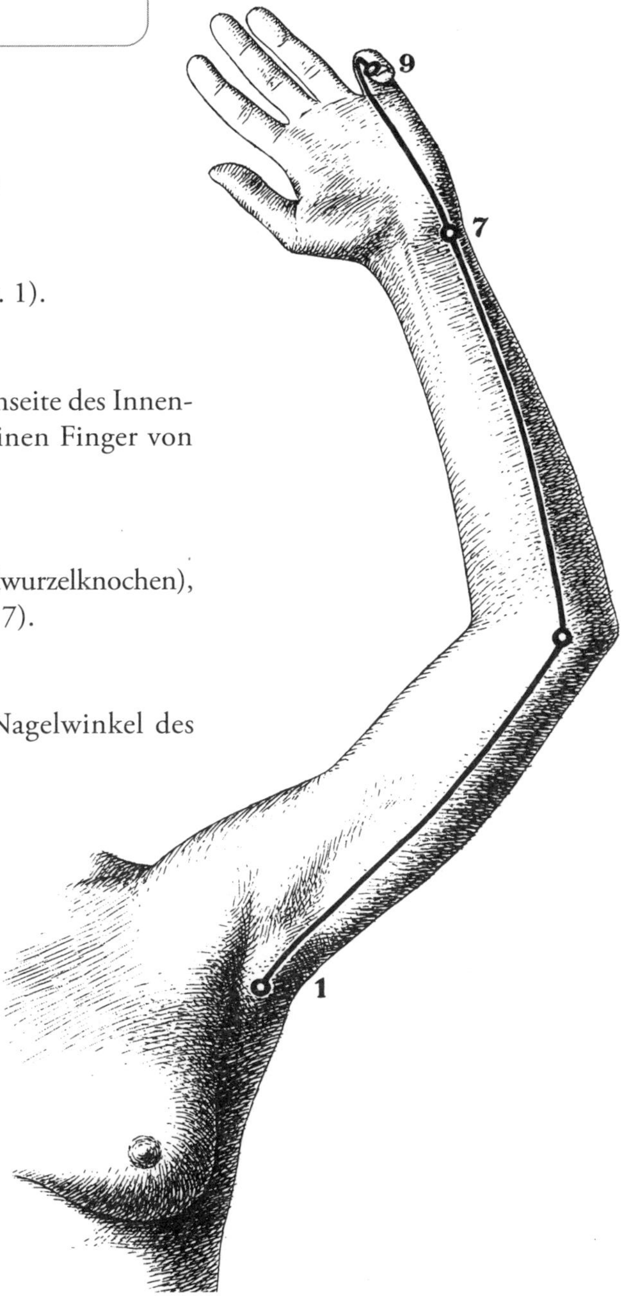

Orientierungshilfen zum Verlauf

Ausgangspunkt:
Im Zentrum der Achselhöhle (Nr. 1).

Ellenbogen:
In der kleinen Grube auf der Innenseite des Innenknöchels am Ellenbogen, etwa einen Finger von dessen Spitze entfernt (Nr. 3).

Handgelenk:
Am Erbsenbein (einem der 8 Handwurzelknochen), unter dem Ansatz der Sehne (Nr. 7).

Endpunkt:
Am inneren (daumenseitigen) Nagelwinkel des Kleinen Fingers (Nr. 9).

Erweiterungen und Veränderungen im Meridianverlauf nach Masunaga

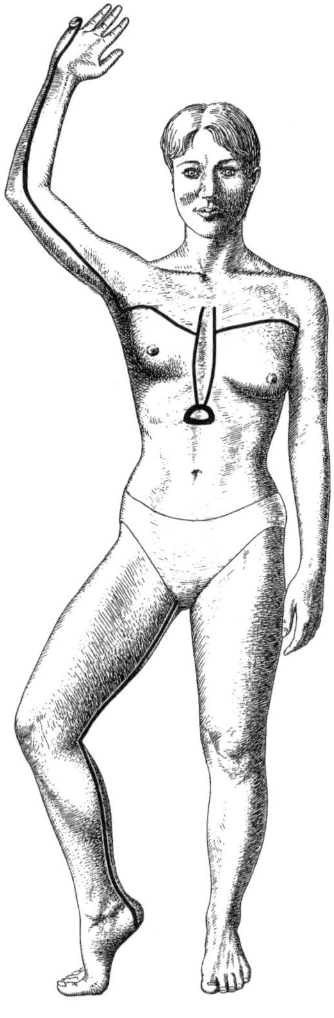

An Brustkorb und Hals:

Aus dem oberen Solarplexus steigt der Meridian paarig nach oben auf dem Brustbein bis etwas über dessen mittlere Höhe. Hier zweigt zu jeder Seite hin ein Ast ab, der schräg über den Brustkorb nach außen und oben zur Achselhöhle geht und sich dort mit dem Punkt Herz Nr. 1 verbindet. Ein anderer Ast verläuft durch die Tiefe zunächst hinter dem Brustbein, dann den Hals hinauf und erscheint auf der Unterseite des Mundbodens wieder an der Körperoberfläche.

An den Beinen:

Unterhalb des Gesäßes tritt ein weiterer Ast an die Oberfläche und quasi auf der Kante zwischen Rückseite und Innenseite des Oberschenkels zur Kniekehle, am Unterschenkel begleitet er den Blasen-Meridian medial und zieht über die Innenseite der Ferse unter die Fußsohle. Er endet im Zentrum des Fersenbodens.

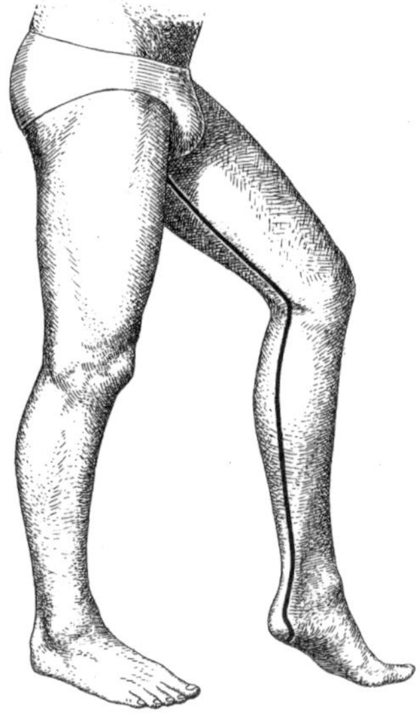

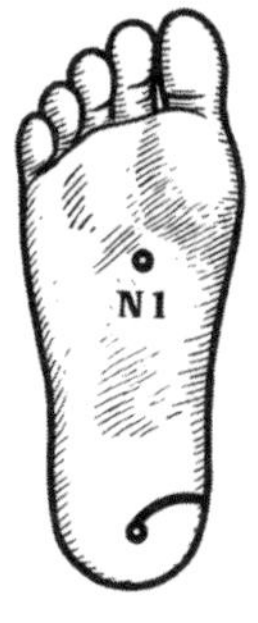

Behandlung des Herz-Meridians

Bei der einfachsten Art, den Herz-Meridian zu behandeln, liegt Ihr Partner *auf dem Rücken*. Sie legen seinen Arm so nach oben, dass der Unterarm oberhalb des Kopfes liegt. Wenn nötig, unterstützen Sie den Ellenbogen durch ein Kissen. Sie sehen, dass auf diese Weise der Meridian leicht erreichbar wird. Sollte diese Position zu viel Spannung im Arm entstehen lassen, so legen sie den Arm weniger steil nach oben, sondern mehr seitlich ggf. bis hin zur horizontalen Position des Perikard-Meridians (siehe dort).

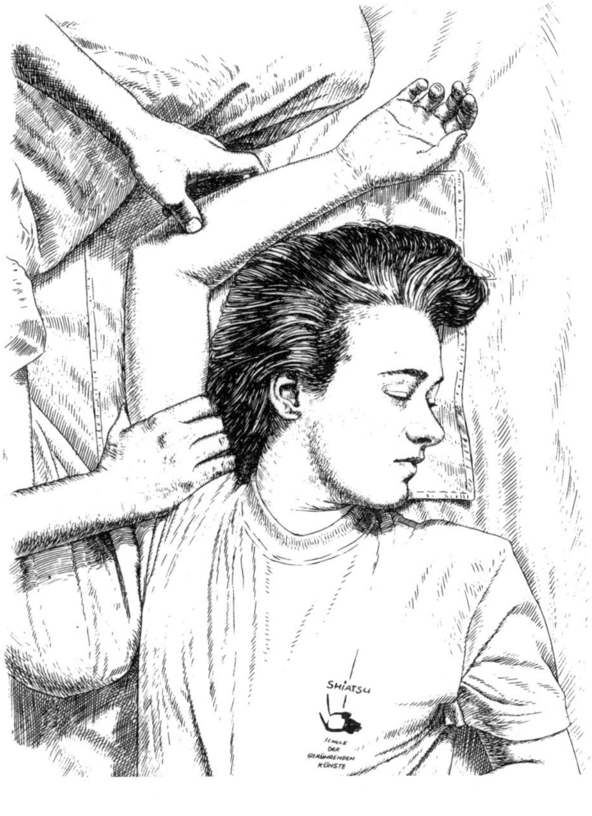

Behandlung des Herz-Meridians in der Rückenlage

Die Ruhende Hand liegt leicht auf der Achselhöhle und sichert den Energiefluss durch das Schultergelenk. Mit der Wandernden Hand arbeiten Sie erst mit dem Handballen, dann mit dem Daumen. Der Herz-Meridian lässt sich am Arm leicht erreichen, schon ein leichter Druck ist meistens ausreichend. Spüren Sie dem Verlauf an Handgelenk, Hand und Finger besonders aufmerksam nach.

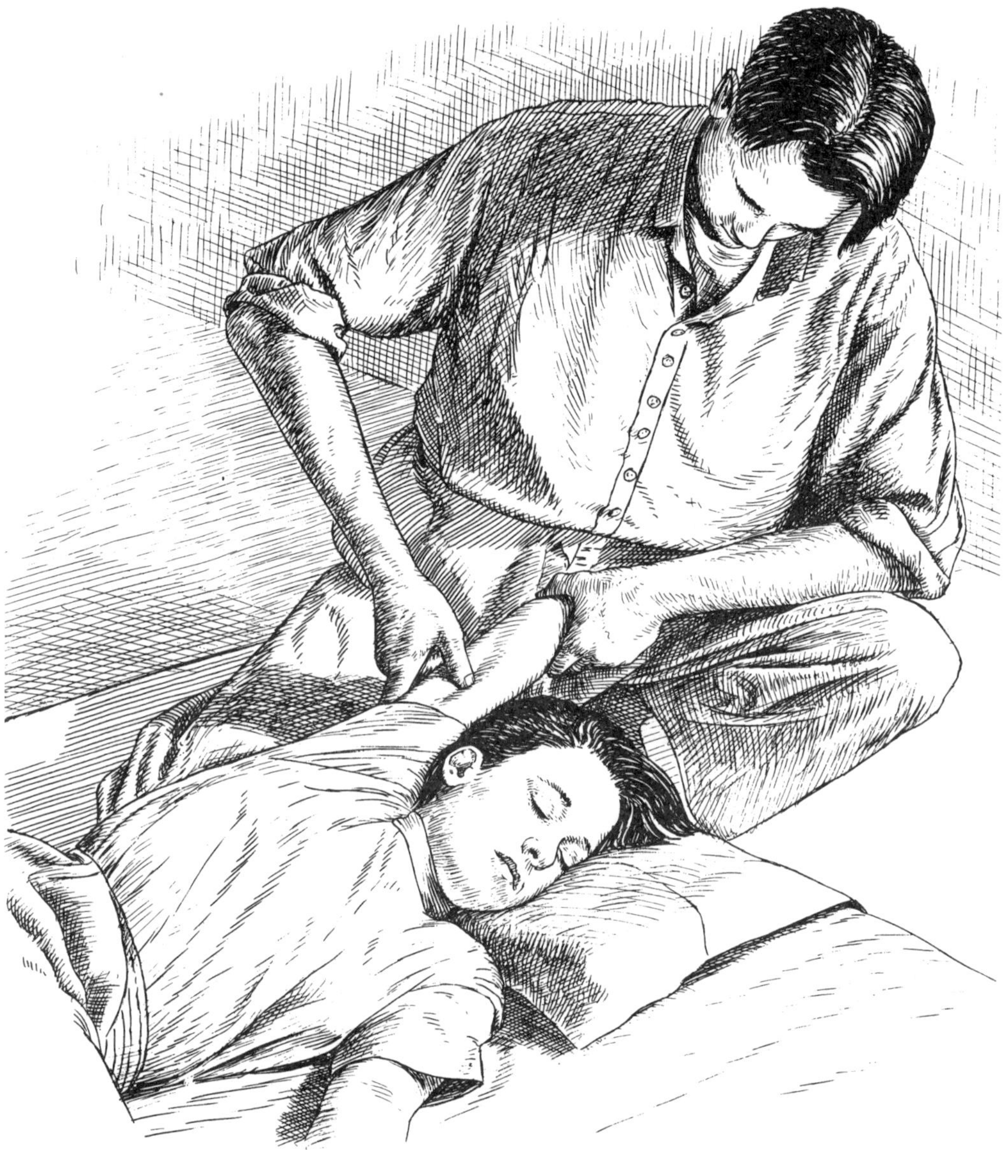

Behandlung des Herz-Meridians in der Seitenlage

Sehr gut lässt sich der Herz-Meridian auch in der *Seitenlage* behandeln. Hierbei dehnen Sie den Arm über den Kopf nach oben, so, dass die Achselhöhle geöffnet wird, der Arm aber gleichzeitig noch entspannt bleiben kann. Die Hand, die den Arm hält, ist gleichzeitig die Ruhende Hand. Mit der anderen Hand folgen Sie dem Meridian von der Achselhöhle zum Kleinen Finger.

Auch in *Bauchlage* lässt sich ein Teil des Herz-Meridians sehr gut erreichen (ohne Abbildung). Hierzu legen sie den Arm Ihres Partners nach unten neben den Rumpf. Sie selbst knien seitlich hiervon und können sehr leicht den Meridian am unteren Oberarm, an Ellenbogen, Unterarm und Hand erreichen.

Wichtige Punkte auf dem Herz-Meridian
(können in eine Behandlung des Meridians mit einbezogen werden)

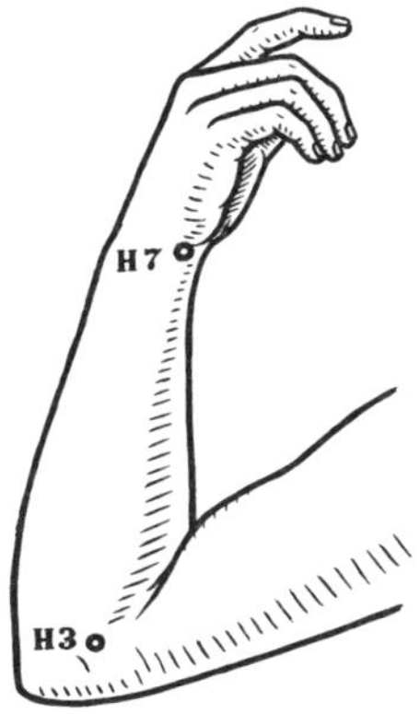

Nr. 3 An der Kleinfingerseite der Ellenbeuge, wie beschrieben.

Nr. 7 Am Handgelenk, wie beschrieben.

Nr. 9 Endpunkt, wie beschrieben.

Dünndarm

Yang-Partner von Herz

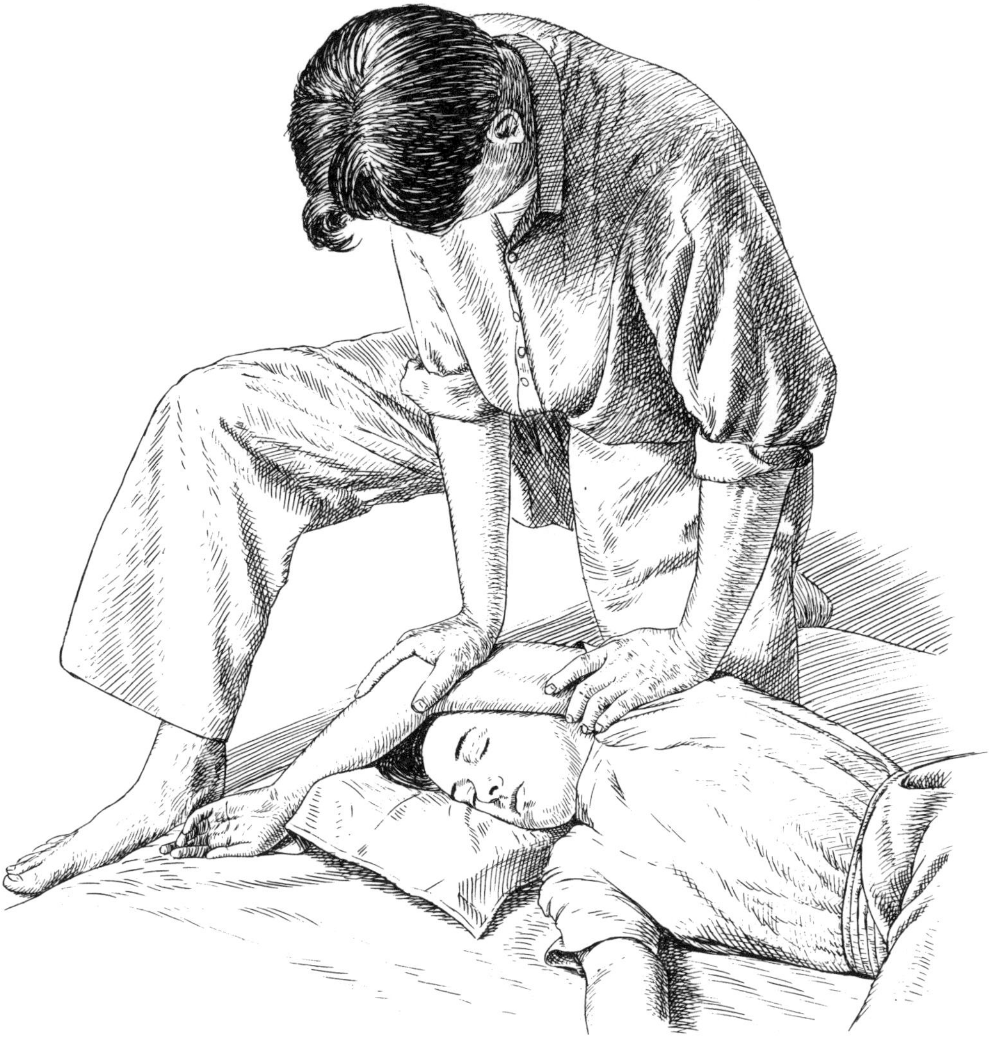

Behandlung des Dünndarm-Meridians in Seitenlage

Bedeutung der Dünndarm-Energie

Die Aufgabe der Dünndarm-Energie ist es, Reines von Unreinem zu trennen. Das heißt, die von uns aus der Umwelt aufgenommenen Eindrücke (u.a. auch die Nahrung) danach zu unterscheiden, ob wir sie brauchen oder ob sie unbrauchbar beziehungsweise schädlich sind.

Um den brauchbaren Teil der Nahrung (physischer oder seelischer Natur) verwerten zu können, müssen wir ihn in unseren Körper integrieren, zu einem untrennbaren Teil von uns machen. Auch dieses besorgt die Dünndarm-Energie. Des weiteren unterstützt sie die Herz-Energie, am deutlichsten in akuten Belastungssituationen.

Hinweise auf eine Störung der Dünndarm-Energie können zum Beispiel sein: Verdauungsstörungen und Darmerkrankungen, Blutarmut (Anämien), Hörstörungen und Verständnisprobleme, Nackenprobleme oder Schulter- und Ellenbogenbeschwerden.

Verlauf des Dünndarm-Meridians

Von ihrem Ausgangspunkt am äußeren Nagelwinkel des Kleinen Fingers fließt die Dünndarm-Energie zunächst die Handkante, dann die Elle entlang zum Ellenbogen und dort durch die Rinne zwischen dem Ellenhaken *(Olecranon)* und dem inneren Ellenbogenknöchel *(Epicondylus ulnaris)* – die »Musikantenrinne«. Auf der Rückseite des Oberarms fließt sie auf der Kleinfingerseite auf dem auf dem Rand des Muskelbauches des Trizeps-Muskels.

Vom Hinterrand der Achselhöhle verläuft der Meridian zunächst nach oben bis dicht unter die Schulterblattgräte, dann zickzack über das Schulterblatt (in dessen Zentrum liegt der Punkt Dünndarm Nr. 11) zum inneren oberen Schulterblattwinkel. Von hier steigt er etwa in der Mittellinie des seitlichen Nackens nach oben, durch die Grube hinter dem Kieferwinkel bis unter das Jochbein im seitlichen Gesicht und dann zurück zum Ohr. Er endet vor den kleinen Ohrknorpel (Nr. 19).

Verlauf des Dünndarm-Meridians

Stichworte: Yang-Meridian des Armes, läuft von der Hand zum Kopf auf der Kleinfingerseite der Rückseite des Armes.

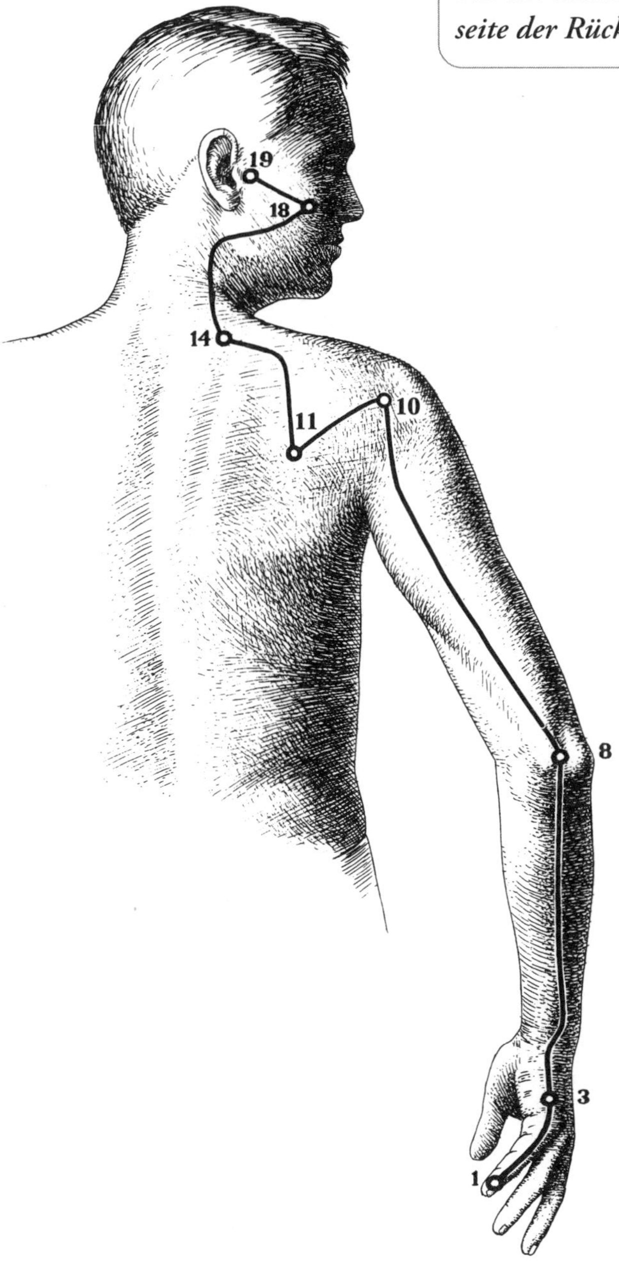

Orientierungshilfen zum Verlauf

Ausgangspunkt:
Am äußeren Nagelwinkel des Kleinen Fingers (Nr. 1).

Handgelenk:
Auf der Außenseite des Handgelenks (Nr. 5).

Ellenbogen:
In der Rinne zwischen dem Ellenhaken und dem inneren Knöchel des Ellenbogens (Nr. 8).

Schulter:
Einen Daumen unterhalb der Schulterblattgräte, oberhalb der Achselhöhle (Nr. 10).

Endpunkt:
Vor dem kleinen Ohrknorpel, in der Grube, die entsteht, wenn man den Mund öffnet (Nr. 19).

Erweiterungen und Veränderungen im Meridianverlauf nach Masunaga

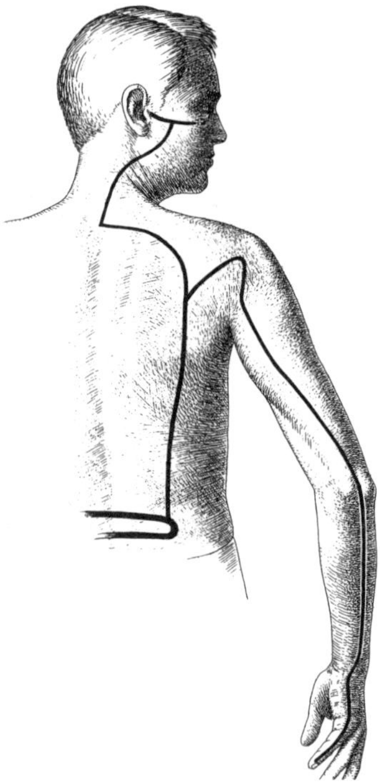

An Rücken, Gesäß und Bein:

Vom Punkt Dünndarm Nr. 11 zieht ein Ast etwa zwei Daumen seitlich des Zweiten Blasenmeridians den Rücken hinunter. Im Lendenbereich befindet er sich so seitlich des Rückenstreckers.

Er verläuft etwa entlang der Mittelinie einer Gesäßhälfte nach unten und verschwindet in dessen unterem Drittel in der Tiefe.

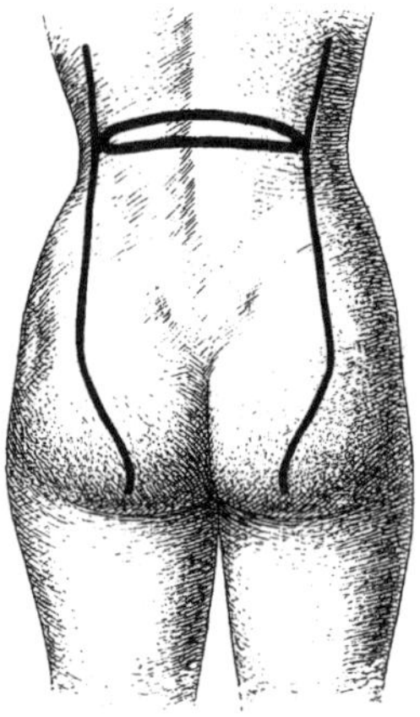

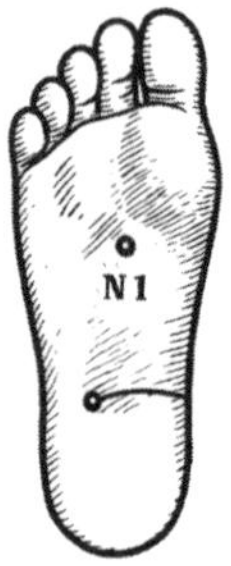

Auf der Innenseite des Oberschenkels tritt er dicht unterhalb der Leiste wieder an die Oberfläche und verläuft medial von Milz-Pankreas zur Innenseite des Knies. Am Unterschenkel findet man ihn etwa 1 Finger medial von Milz-Pankreas. Er endet unter der Fußsohle dicht vor der Ferse.

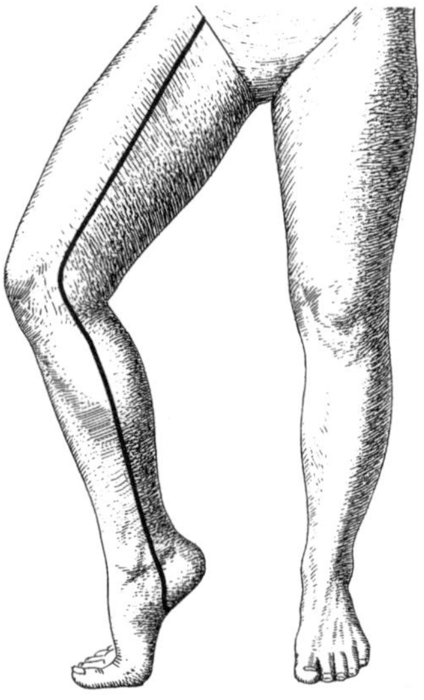

Behandlung des Dünndarm-Meridians

Zur Behandlung in der *Rückenlage* drehen Sie den Kopf Ihres Partners zur entgegengesetzten Seite und legen den nach oben gestreckten Arm über die Schläfe. Die Ruhende Hand liegt auf dem Hinterrand der Achselhöhle und sichert den Fluss der Dünndarm-Energie durch die Schulter. Behandeln Sie so von der Hand bis zur Schulter.

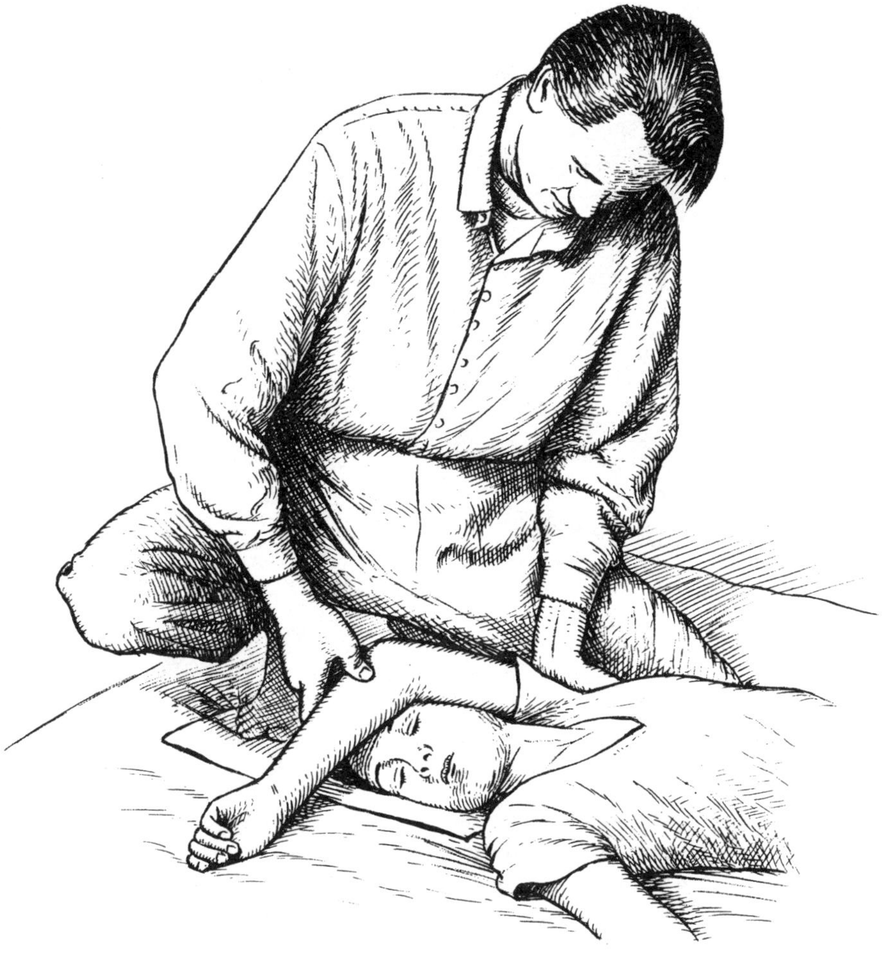

Behandlung des Dünndarm-Meridians in der Rückenlage

Der noch verbleibende Anteil des Meridians von der Schulter zum Ohr lässt sich besser in Seitenlage behandeln.

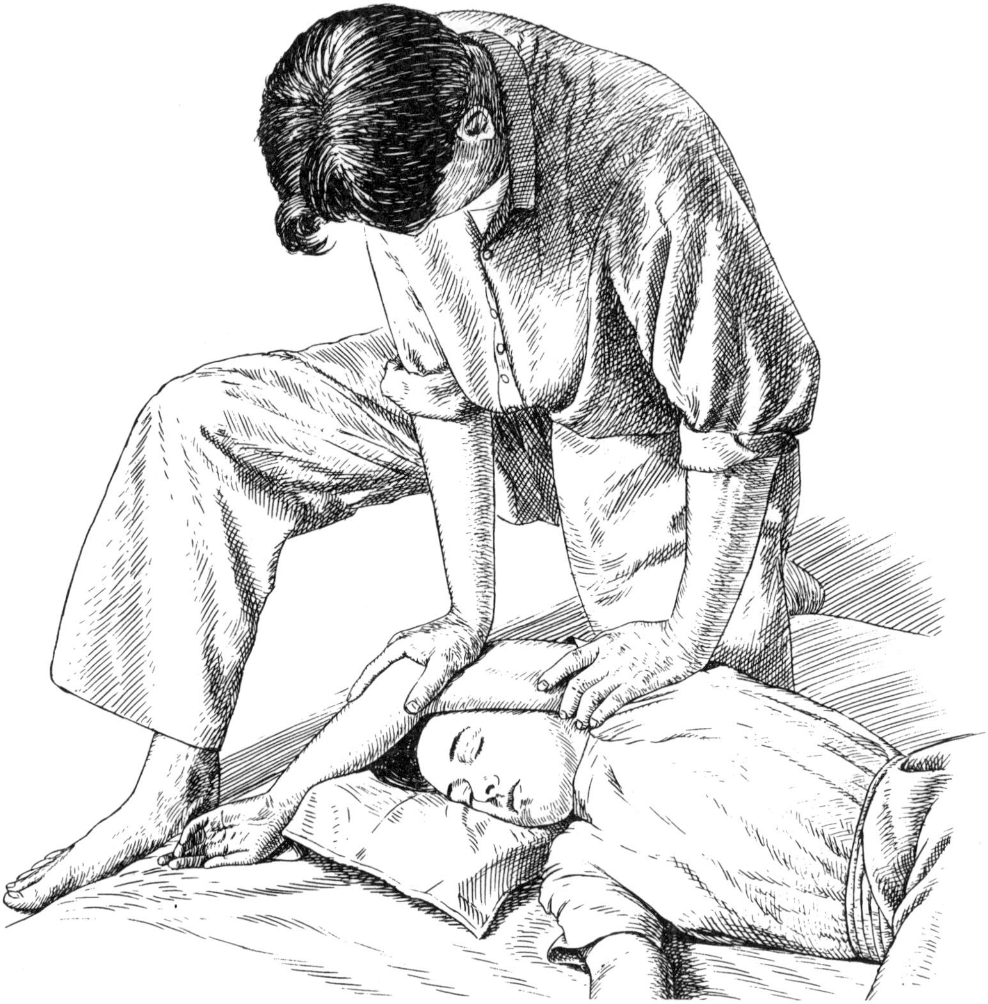

Behandlung des Dünndarm-Meridians in der Seitenlage

In der *Seitenlage* legen Sie den Arm Ihres Partners am besten über seinen Kopf. Wieder sichert die Ruhende Hand den Arm in seiner Lage, während die andere dem Meridian bis zur Schulter folgt.

Dann setzen Sie sich im Fersensitz neben den Rücken Ihres Partners, greifen mit der einen Hand unter dem Arm hindurch von vorn auf die Schulter und ziehen die Schulter leicht fußwärts, so dass sich der Verlauf des Meridians an Schulter und Hals öffnet. Mit der Wandernden Hand können Sie den Meridian bis zu seinem Endpunkt am Ohr erreichen. Arbeiten Sie zunächst mit dem Handballen und dann mit dem Daumen.

Gut geeignet ist auch die *Bauchlage* (keine Abbildung). Hierbei sitzen Sie auf der Kopfseite des Armes, der leicht abgewinkelt neben dem Körper auf dem Boden liegt. Die Ruhende Hand hält die Schulter, während die andere den Meridian bis zur Schulter behandelt. Für den zweiten Abschnitt wechseln Sie Ruhende Hand und Wandernde Hand. Ohne Ihre Position zu wechseln, können Sie dem Meridian über Schulter und Nacken bis zum Kopf folgen.

Wichtige Punkte auf dem Dünndarm-Meridian
(können in eine Behandlung des Meridians mit einbezogen werden)

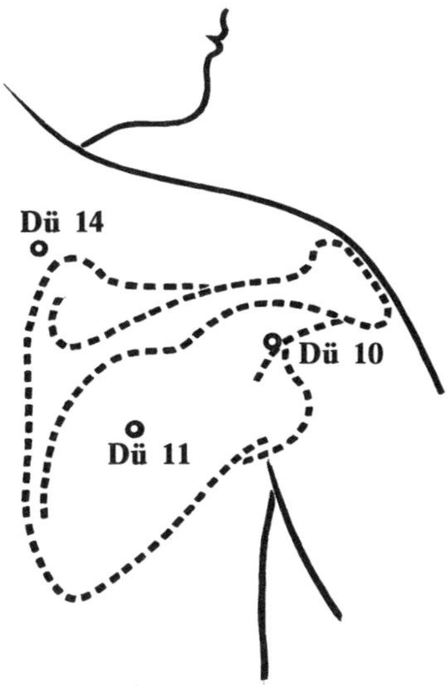

Nr. 3 Auf der Handkante, am Ende der Falte, die entsteht, wenn Sie Ihre Hand zur Faust schließen.

Nr. 10 Etwa einen Daumen unterhalb der Schulterblattgräte über der Achselhöhle.

Nr. 11 Im Zentrum des Schulterblattes.

Nr. 14 Etwas ober- und innerhalb des oberen Schulterblattwinkels.
Meist ist dort ein verspannter Muskelstrang zu spüren – der Schulterblatthebermuskel *(M. levator scapulae).*

Blase

Yang-Partner von Niere

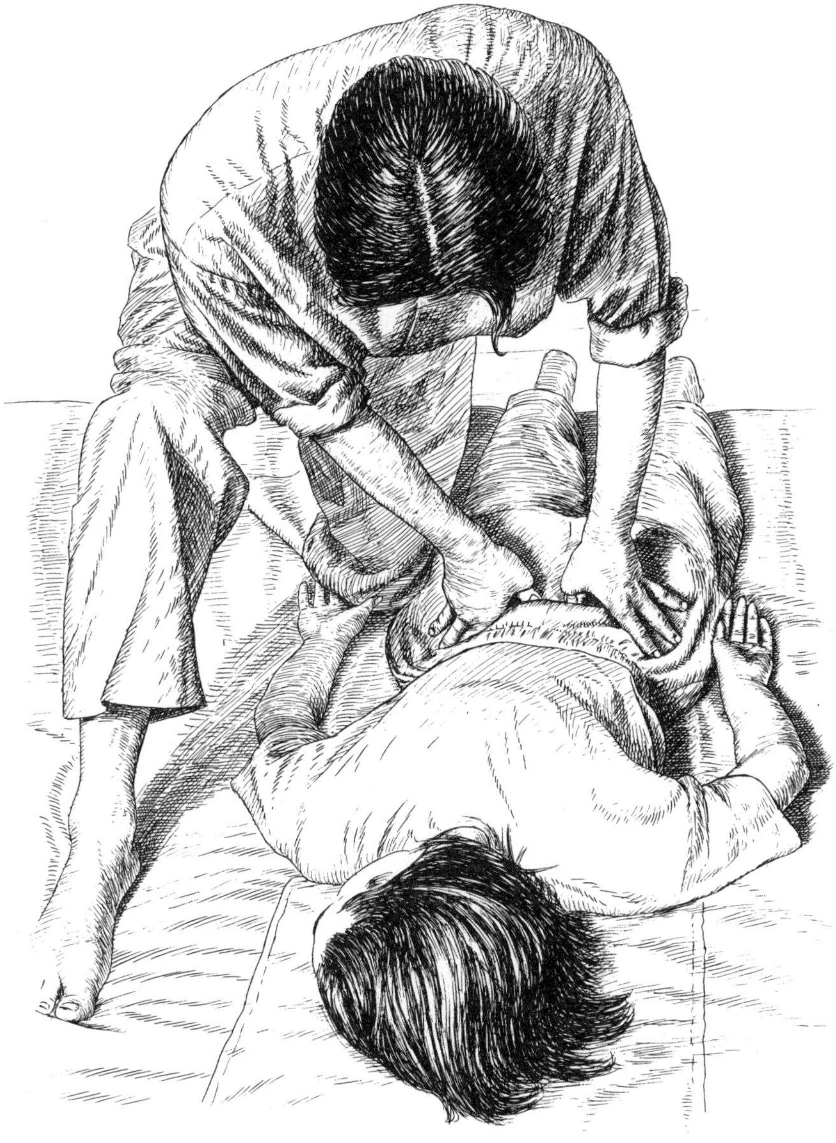

Behandlung des Blasen-Meridians in Bauchlage

Bedeutung der Blasen-Energie

Die Blasen-Energie ist in unserem Körper nach hinten ausgerichtet und manifestiert sich besonders im Rücken und in der Rückseite der Beine (dort, wo der Meridian verläuft).

Sie verwaltet die tägliche Energiemenge des Menschen, die von den Nieren gewissermaßen zur Verfügung gestellt wird. Sie vermittelt so die Grundlage für die Fähigkeit, mutig, kraftvoll und entschieden zu handeln und sich den Anforderungen des täglichen Lebens stellen zu können. Sie gibt dem Menschen die Fähigkeit, Abfall- und Schlackenstoffe über den Urin auszuscheiden und arbeitet so Hand in Hand mit der Nieren-Energie.

Bei Störungen der Blasen-Energie mögen sich Beschwerden einstellen wie etwa Rücken-, Kreuz- und Kopfschmerzen, Wirbelsäulenleiden, eine chronische Reizblase oder Prostataentzündung. Zustände der Kraftlosigkeit und Erschöpfung oder übersteigertes Misstrauen und Paranoia sind weitere Beispiele.

Verlauf des Blasen-Meridians

Der Meridian beginnt im Gesicht am inneren Augenwinkel, läuft über die Stirn, dann etwa 1 Daumen seitlich der Mittellinie über Kopf und Nacken und darauf etwa anderthalb Daumen seitlich der Mittellinie neben der Wirbelsäule den Rücken herunter.

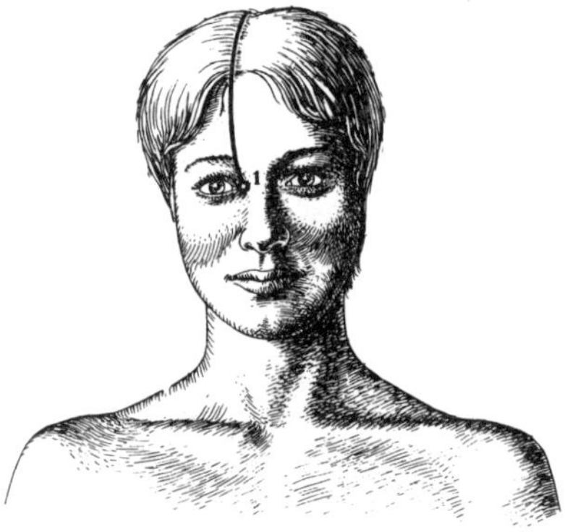

Ausgangspunkt am inneren Augenwinkel

Am Rücken besitzt der Blasen-Meridian noch zwei weitere Verläufe. Ein Ast, der als Seiki Sei Sen bezeichnet wird, verläuft in der Rinne dicht neben der Reihe der Dornfortsätze von der Höhe der ersten Brustwirbel hinunter bis etwa zur Mitte des Kreuzbeins (keine Abbildung). Dann ist da noch der 2. Blasen-Meridian, der 3 Daumen seitlich der Mittellinie parallel zum ersten Blasen-Meridian den Rücken hinunter läuft. 1. und 2. Blasen-Meridian ziehen auch über das Gesäß und die Rückseite der Oberschenkel und vereinigen sich in der Kniekehle.

Von hier aus läuft dann wieder ein Blasen-Meridian die Rückseite der Wade hinunter zwischen Achillessehne und Außenknöchel zur Seite des Fußes und zum lateralen Nagelwinkel der Kleinen Zehe (Nr. 67).

Verlauf des Blasen-Meridians

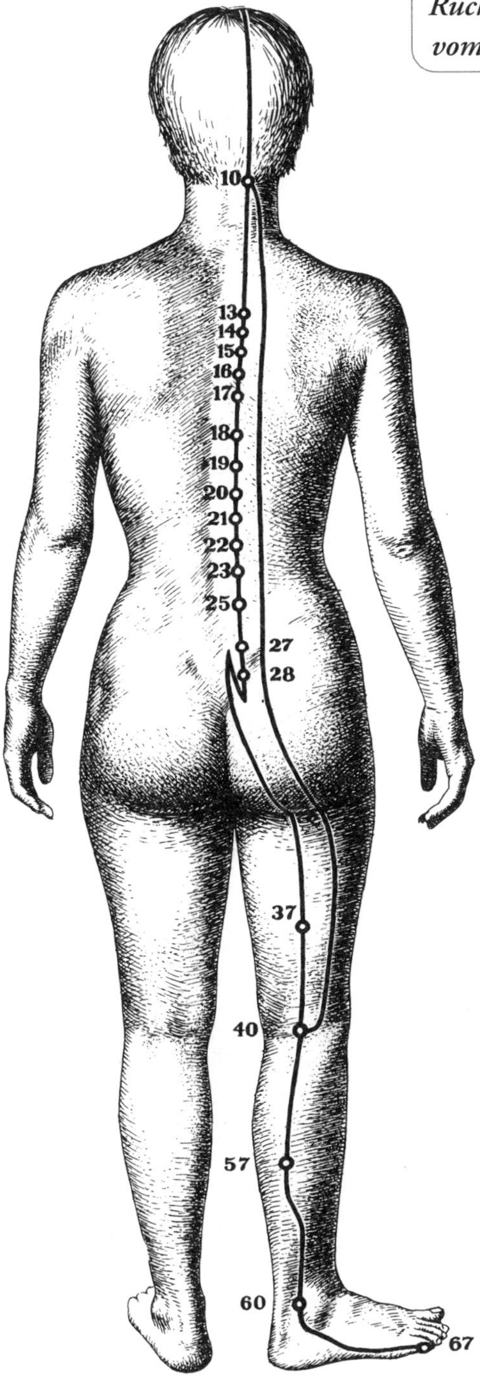

Stichworte: Yang-Meridian des Beines und des Rückens – verläuft auf der Rückseite des Körpers vom Kopf bis zu den Füßen.

Orientierungshilfen zum Verlauf

Kopf:
Ausgangspunkt am inneren Augenwinkel.

Nacken:
Etwas mehr als 1 Daumen seitlich der Mittellinie, dort, wo der Große Rückenstreckermuskel am Hinterkopf ansetzt (Nr. 10).

Rücken:
Der erste Blasen-Meridian läuft 1½, der zweite 3 Daumen neben der Mittellinie über den Rücken; am oberen Rücken ist der Abstand zur Mittellinie etwas kleiner als dieses Maß, am unteren Rücken hingegen etwas größer. Seiki Sei Sen findet sich in der Rinne dicht neben der Reihe der Dornfortsätze.

Gesäß:
Das Kreuzbein stellt quasi einen Speicher von Blasen-Energie dar.

Oberschenkel:
In der Mitte der Rückseite der Oberschenkel 8 Finger (2 Hände) unterhalb der Gesäßfalte (Nr. 37).

Kniekehle:
In der Mitte der Kniekehle (Nr. 40).
Fußgelenk:
Genau zwischen Achillessehne und dem Außenknöchel (Nr. 60).

Endpunkt:
Am äußeren Nagelwinkel der 5. Zehe (Nr. 67). Dieser Punkt sollte während der Schwangerschaft nicht stark stimuliert werden.

Erweiterungen und Veränderungen im Meridianverlauf nach Masunaga

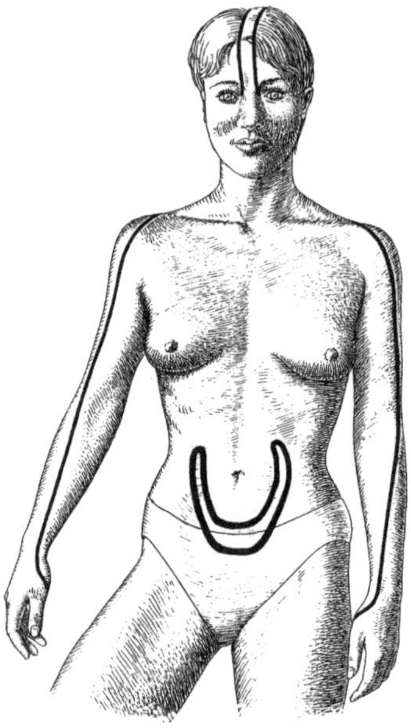

An Schulter und Armen:

Von der Höhe des Punktes Lenkergefäß 14 (zwischen den Dornfortsätzen des 7. Hals- und des 1. Brustwirbels) zieht ein Ast diagonal über die Schulter zum Kopf des Oberarmknochens und von dort zwischen den Meridianen von Lunge und Dickdarm den Arm hinunter.

Das Handgelenk überquert er in der Tabatière und endet in der Tiefe des Daumenballens.

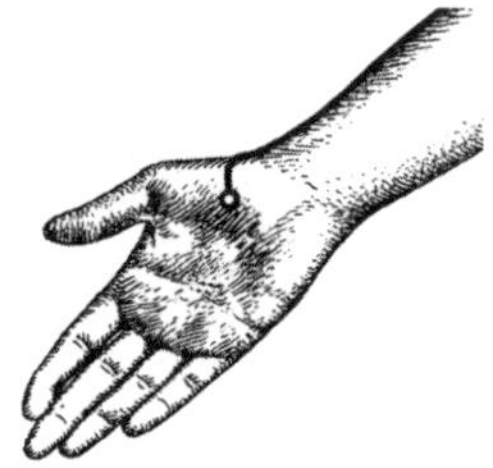

Am Rücken:

Der 2. Blasen-Meridian wird am unteren Rücken, Gesäß und Oberschenkel als Teil des Nieren-Meridians angesehen.

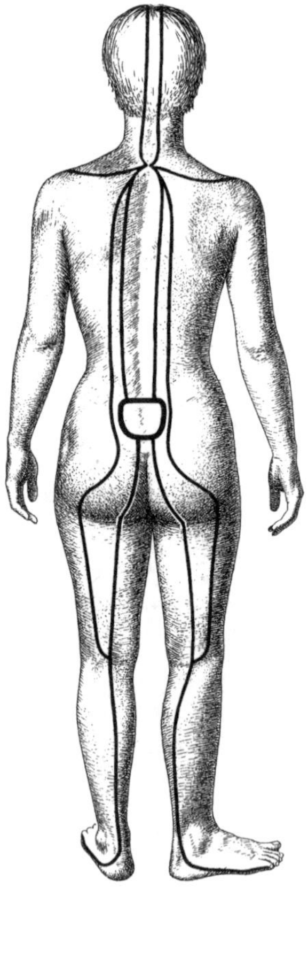

Behandlung des Blasen-Meridians

Die günstigste Position für die Behandlung des Blasen-Meridians ist natürlich die Bauchlage. In seinem Verlauf an Kopf und Nacken erreichen Sie den Meridian allerdings oft leichter in der Rückenlage.

Sie beginnen die Rückenbehandlung in Bauchlage vom Kopfende her. Die Ruhende Hand hält Nacken und Hinterkopf der Partnerin und nimmt alle Veränderungen wahr, die während der Behandlung hier eintreten. Die andere Hand geht den Blasen-Meridian entlang von der Schulter bis etwa zum unteren Drittel des Schulterblattes. Behandeln Sie zuerst mit dem Handballen und dann mit dem Daumen.

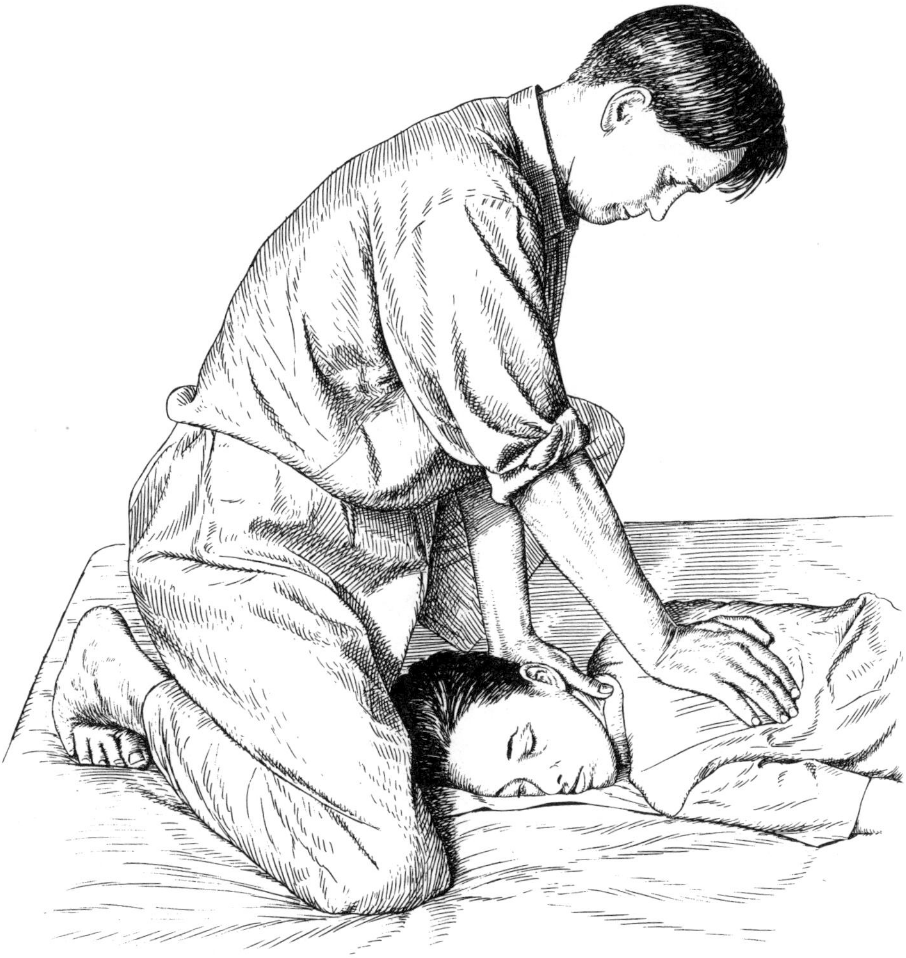

Den Blasen-Meridian am oberen Rücken behandeln Sie am besten vom Kopfende aus

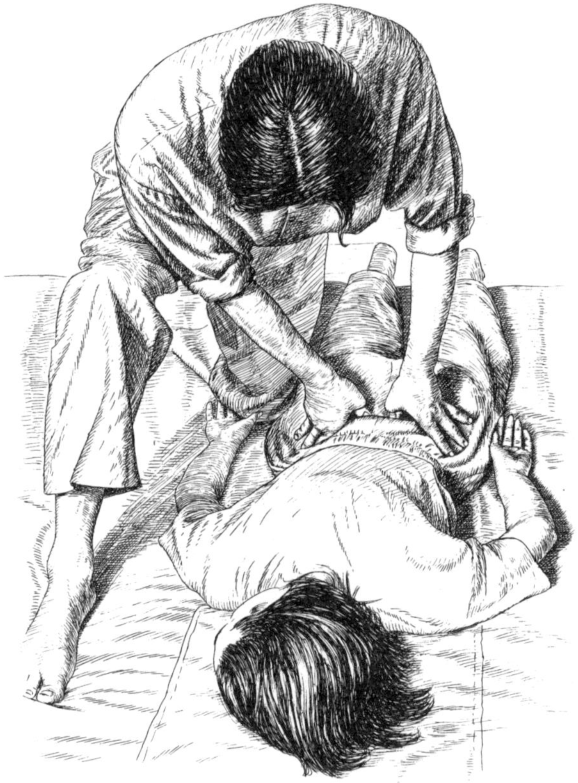

Behandlung des Blasen-Meridians in der Bauchlage

Behandeln Sie jetzt den ersten und zweiten Blasen-Meridian von der Seite aus der hohen Position heraus. Legen Sie die Ruhende Hand auf das Kreuzbein. Wie bereits erwähnt ist hier die Blasen-Energie besonders präsent. Die Prinzipien der Rückenbehandlung haben Sie bereits in einem früheren Kapitel kennengelernt und können sie jetzt anwenden.

Die Behandlung des Meridianverlaufs am Becken ist besonders wertvoll. Knien Sie hierzu mit einem aufgestellten Fuß neben dem Becken, bringen Sie Ihr Gewicht nach vorn und sinken Sie mit beiden Daumen senkrecht zur Oberfläche ein (das heißt, die Druckrichtung geht etwas in Richtung der Füße – da das Kreuzbein leicht gekippt ist). Arbeiten Sie so auf dem Kreuzbein auf 4 nach unten aufeinander zulaufenden Linien. Ihre Partnerin wird Ihnen bestätigen, dass diese Behandlung sehr wohltuend ist.

Zur Behandlung des Blasen-Meridians am Bein knien Sie zunächst neben dem Oberschenkel, die Ruhende Hand liegt dabei auf dem Kreuzbein. Setzen Sie auch hier konsequent Ihr Gewicht ein, so wie

Sie es am Rücken praktiziert haben. Sie werden sehen, dass Sie am Oberschenkel entspannt sehr tief einsinken können. In der Kniekehle arbeiten Sie dann allerdings mit sehr viel weniger Gewicht.

Am Unterschenkel sind die Verhältnisse etwas anders. Zunächst knien Sie weiter fußwärts neben dem Unterschenkel, die Ruhende Hand wandert dabei vom Kreuzbein zum Oberschenkel. Die Wade ist häufig empfindlich, und auch wenn Sie weiter Ihren ganzen Körper einsetzen, arbeiten Sie doch sehr behutsam und sinken besonders aufmerksam ein. Bleiben Sie aber nicht an der Oberfläche, denn trotz ihrer Empfindlichkeit mag die Wade eine tiefe Berührung. Folgen Sie dann dem Meridian weiter bis zu seinem Endpunkt an der 5. Zehe.

Auch in der *Seitenlage* lässt sich der Blasen-Meridian am Rücken gut erreichen. Hierzu sitzen Sie in etwas weiterem Fersensitz dicht vor dem Rücken Ihrer Partnerin. Die Ruhende Hand liegt auf der Seite ihres Brustkorbes. Wenn Sie nun dem ersten und zweiten Blasen-Meridian Shiatsu geben, lehnen Sie sich *mit dem ganzen Körper* hinein.

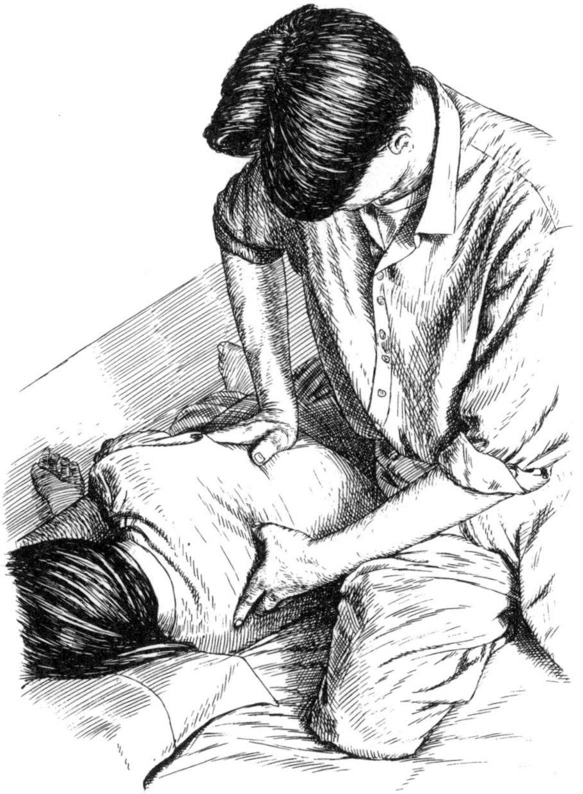

Behandlung des Blasen-Meridians in der Seitenlage

Wichtige Punkte auf dem Blasen-Meridian

Nr. 10 Im Ansatz des Nackenstreckers am Hinterkopf, wie beschrieben.

Nr. 13-28
Alle Punkte auf Rücken und Kreuzbein auf dem ersten und zweiten Blasen-Meridian (sogenannte Yu-Punkte; chin. Shu), von denen jeder eine der 12 Meridian-Energien widerspiegelt.

Nr. 37 In der Mitte der Rückseite des Oberschenkels.

Nr. 40 In der Kniekehle, wie beschrieben.

Nr. 57 Etwa in der Mitte der Wade, dort, wo die beiden Bäuche des Wadenmuskels in die Achillessehne übergehen.

Nr. 60 Am Fußgelenk, wie beschrieben.

Nr. 62 Ein halber Finger unterhalb des Außenknöchels.

Nr. 67 Der Endpunkt des Blasen-Meridians.

Niere

Yin-Partner von Blase

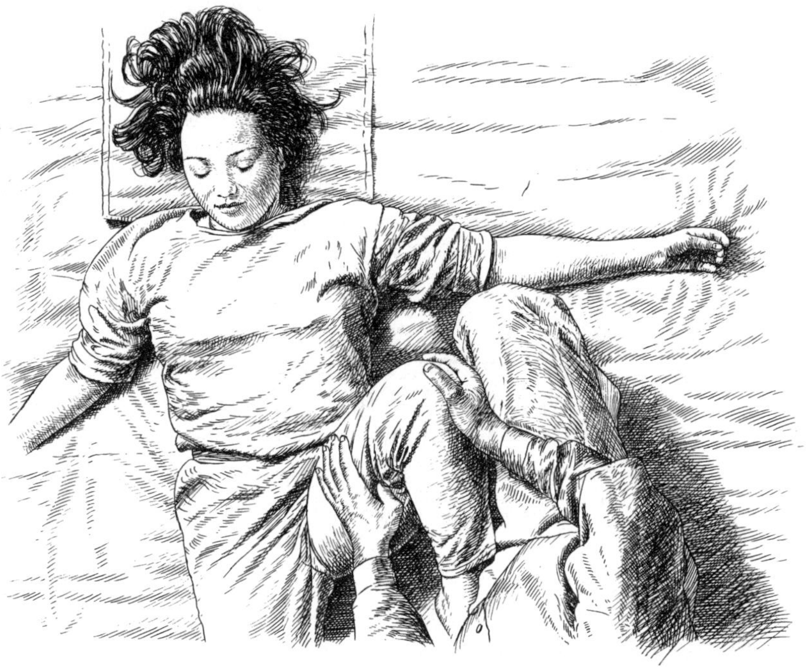

Behandlung des Nieren-Meridians in der Rückenlage

Bedeutung der Nieren-Energie

Die Nieren sind die Träger der Basis-Energie des Menschen, die auch als Vitale Essenz bezeichnet wird. Diese Energie liegt allen unseren körperlichen, geistigen und seelischen Aktivitäten zugrunde, auf ihr beruht unsere ganze Existenz.

Nach den traditionellen Vorstellungen des Fernen Ostens erhalten wir diese Basis-Energie als Vorgeburtliche Energie mit der Geburt von unseren Eltern und Großeltern. Durch eine ausgewogene Lebensweise – das heißt in unseren Gesellschaften vor allem ein gutes Gleichgewicht zwischen Schlaf und Ruhe auf der einen und Aktivität auf der anderen Seite, gesunde Ernährung sowie ausreichend tiefe und ausgeglichene Atmung – können wir sie täglich auffrischen. Durch eine unnatürliche Lebensweise schwächen wir sie.

Nieren-Energie gibt dem Menschen die Fähigkeit, Belastungen und Stress jeder Art ruhig und kraftvoll zu begegnen. Auf ihr beruht sexuelle Kraft und Fruchtbarkeit. Ferner sorgt sie für die Entgiftung des Blutes und des Körpers.

Bei Störungen der Balance der Nieren-Energie (zum Beispiel durch fehlenden Schlaf, Überarbeitung, Reizüberflutung oder andauernde schlechte Ernährung – aber auch durch innere seelische Faktoren) mögen wir zum Beispiel über eiskalte Füße klagen oder Schmerzen im unteren Rücken haben mit dem Gefühl, dort durchzubrechen. Bei einem anderen Menschen mag sie sich als sexuelle Unlust, Impotenz oder Unfruchtbarkeit äußern. Vielleicht fühlen wir uns sehr müde oder geraten in einen schweren seelischen und körperlichen Erschöpfungszustand. Frühzeitiges Ergrauen der Haare, Hörstörungen und schlechte Zähne können andere Hinweise sein.

Verlauf des Nieren-Meridians

Von seinem Ausgangspunkt in der Fußsohle verläuft der Meridian über das innere Fußgewölbe hinter den Innenknöchel am Fußgelenk, dann die Innenseite der Wade nach oben zum Innenrand der Kniekehle.

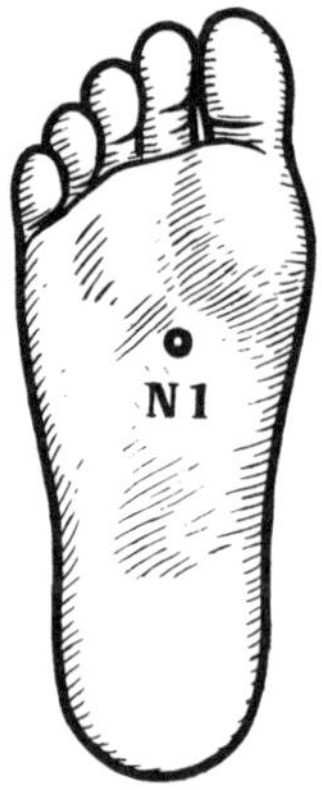

Von hier aus kann er zwei Wege wählen. Der eine entspricht den Darstellungen in den Akupunkturbüchern und verläuft in der Tiefe der Innenseite des Oberschenkels hinter der dort gelegenen Muskelgruppe (der sogenannten Adduktorengruppe).

Der zweite Weg wurde von Masunaga beschrieben und entspricht in etwa dem Verlauf des klassischen »2. Blasen-Meridians« am Oberschenkel: Dieser Weg kreuzt in der Kniekehle nach außen und läuft dann auf der Rückseite des Oberschenkels seitlich des Blasen-Meridians zum Gesäß, wo er dicht neben dem Kreuzbein liegt.

Gleichgültig welchem Weg wir gefolgt sind, tauchen beide Verläufe in die Tiefe des Beckens ein und treten auf der Vorderseite des Körpers über dem Schambein wieder an die Oberfläche. Der Meridian verläuft über das Hara (½ Daumen seitlich der Mittellinie) und die Vorderseite des Brustkorbes (2 Daumen seitlich der Mittellinie) nach oben und endet unter dem medialen Ende des Schlüsselbeins (Nr. 27).

Verlauf des Nieren-Meridians

Stichworte: Yin-Meridian des Beines – verläuft vom Fuß zum Schlüsselbein; verläuft auf der Innenseite des Beines.

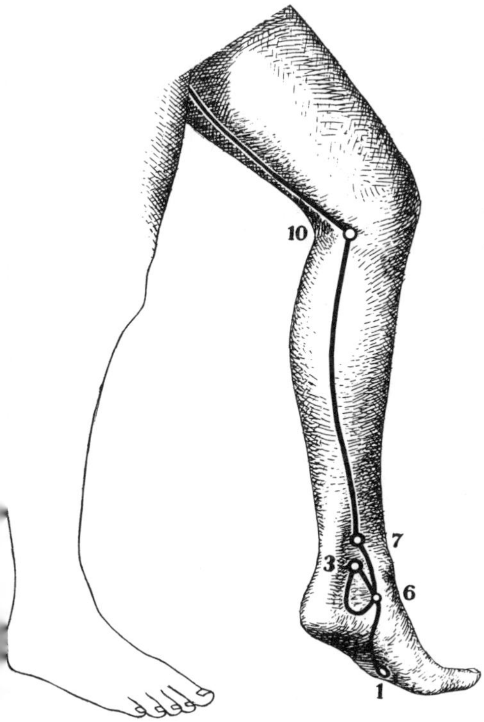

Orientierungshilfen zum Verlauf

Ausgangspunkt:
Auf der Mittellinie der Fußsohle gelegen, am Übergang vom vorderen zum mittleren Drittel (Nr. 1).

Fußgelenk:
Zwischen Innenknöchel und Achillessehne (Nr. 3).

Kniegelenk:
Am Innenrand der Kniekehle (Nr. 10).

Bauch:
Einen halben Daumen seitlich der Mittellinie.

Brustkorb:
2 Daumen seitlich der Mittellinie, dicht neben dem Brustbein.

Endpunkt:
Unter dem medialen Ende des Schlüsselbeins, 2 Daumen seitlich der Mittellinie (Nr. 27).

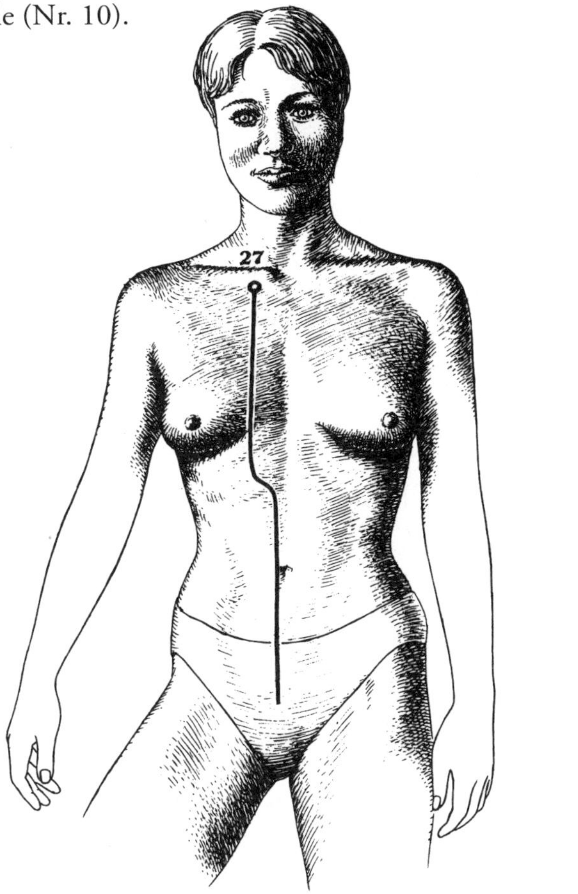

Erweiterungen und Veränderungen im Meridianverlauf nach Masunaga

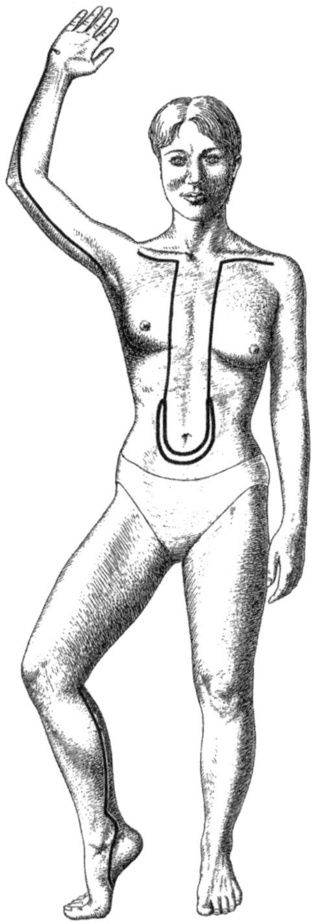

Am Hals, Schulter und Arm:

Vom Punkt Niere Nr. 27 aus steigt ein Ast in der Tiefe der Vorderseite des Halses hinauf bis zum Umschlag des Halses in den Mundboden. Ein anderer Ast zieht dicht unterhalb des Schlüsselbeins nach lateral, dann durch die Tiefe der Schulter, um in der hinteren Achselhöhle wieder an die Oberfläche zu treten. Von hier geht es zwischen den Meridianen von Herz und Dünndarm den Arm hinunter, am Ellenbogen über den ulnaren Epicondylus, am Handgelenk über die Seite.

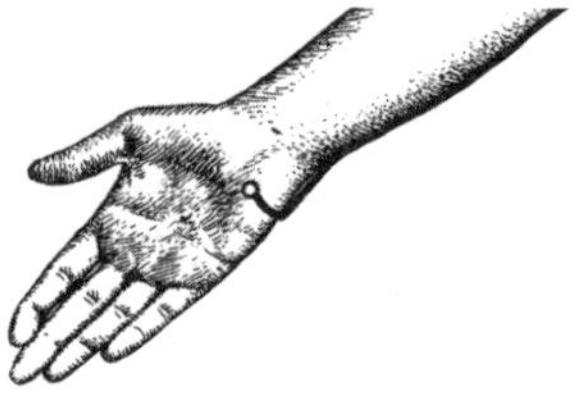

Der Meridian endet in der Tiefe des Kleinfingerballens.

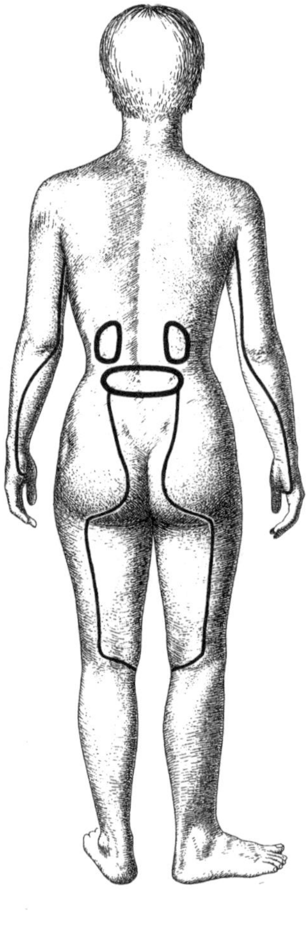

An Rücken, Gesäß und Oberschenkel:

Ab dem Lendenbereich wird der Zweite Blasen-Meridian als Nieren-Meridian angesehen. Dieser Ast zieht dicht seitlich des Kreuzbeins über das Gesäß und dann weit seitlich auf der Rückseite des Oberschenkels zum Knie, wo er sich mit dem traditionellen Verlauf verbindet.

Behandlung des Nieren-Meridians

Am leichtesten lässt sich der Nieren-Meridian am Bein in der *Bauchlage* behandeln. Dabei nehmen Sie eine kniende Position ein, wie Sie sie bei der Behandlung des Blasen-Meridians am Bein kennengelernt haben und folgen am Oberschenkel dem Verlauf, wie Masunaga ihn angegeben hat. Achten Sie am Unterschenkel wieder darauf, dass die Wade mitunter recht empfindlich ist, und sinken Sie dort besonders aufmerksam ein. Dann ist auch ein tiefes Behandeln möglich. Das streben wir an, denn dieser Meridian verläuft recht tief.

Den klassischen Verlauf des Meridians am Oberschenkel (entsprechend den Darstellungen in Akupunkturbüchern) können Sie auch gut in der *Rückenlage* erreichen.

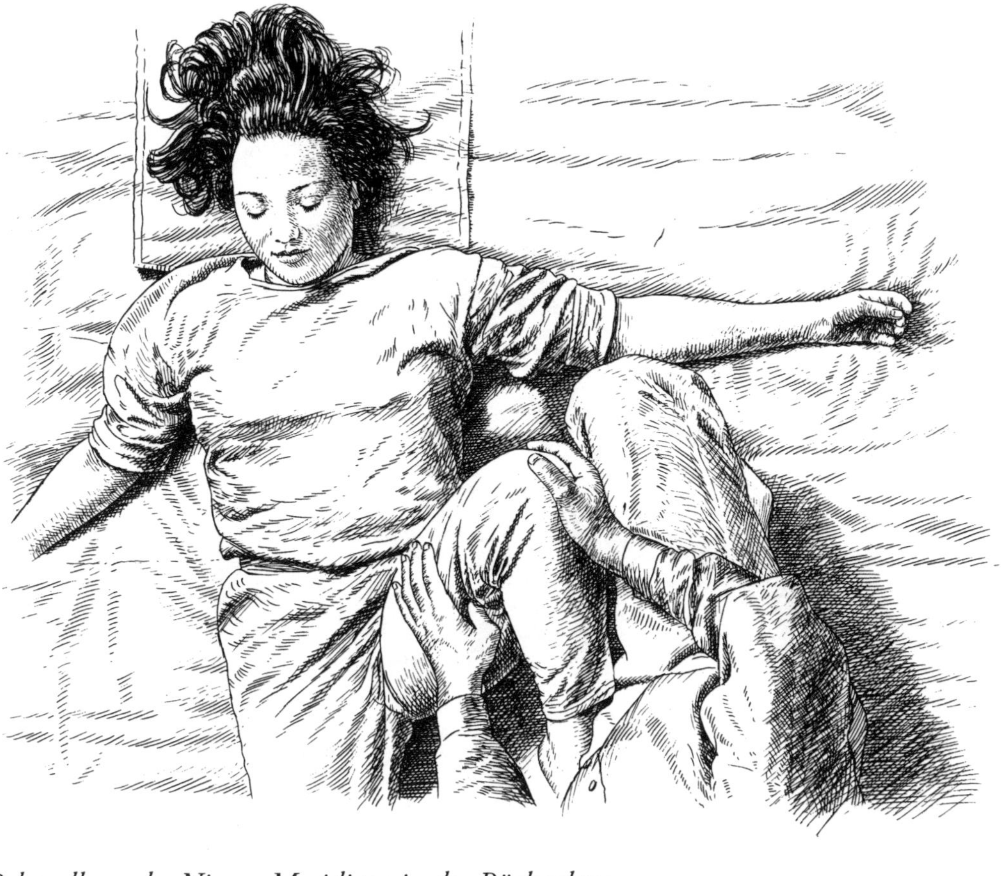

Behandlung des Nieren-Meridians in der Rückenlage

Zur Behandlung am Unterschenkel legen Sie das Bein Ihrer Partnerin so hin, dass die Fußsohle dem Knie oder gar dem Oberschenkel des anderen Beines anliegt. Das Knie fällt dabei zur Seite. Sie können dazu im Fersensitz am Fußende sitzen mit einem Oberschenkel unter dem zur Seite fallenden Knie der Partnerin (keine Abbildung).

Ihr ruhende Hand liegt auf dem Knie oder dem Oberschenkel. Häufig werden Sie sich aus der Leiste vorbeugen müssen, um mit der Wandernden Hand senkrecht zur Oberfläche des Unterschenkels arbeiten zu können.

Zur Behandlung am Oberschenkel wechseln Sie nun Ihre Position. Knien Sie neben Ihrer Partnerin und halten Sie mit der Hand ihr Knie weit nach oben und etwas nach außen. Durch diese Dehnung der Innenseite des Oberschenkels wird der Meridianfluss für Ihre Hände leichter erreichbar. Fragen Sie, ob Sie dort berühren dürfen, und arbeiten Sie dann mit dem Daumen vom Innenrand der Kniekehle nach oben.

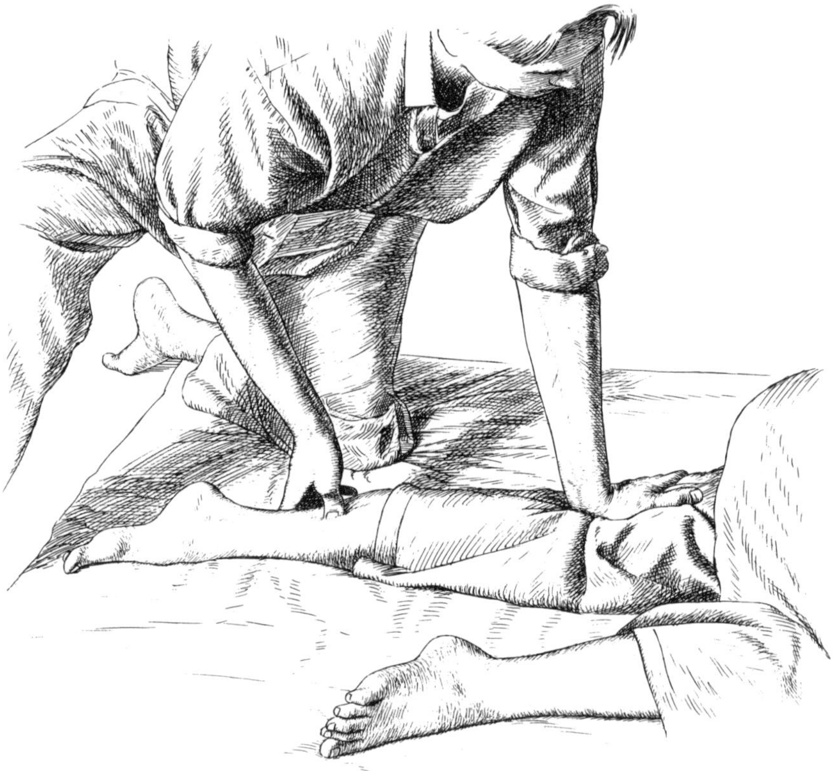

Behandlung des Nieren-Meridians in der Seitenlage

Auf dem Bauch folgen Sie dem Meridian zunächst mit den Seiten Ihrer Hände, dann mit dem Daumen. Am Brustkorb ist der Daumendruck zwischen oder auf dem Ansatz der Rippen am Brustbein sehr wertvoll.

Auch in der *Seitenlage* können Sie den Nieren-Meridian behandeln. Dabei bietet sich am Oberschenkel der klassische Verlauf an. Knien Sie sich hinter das in der Seitenlage unten liegende Bein Ihrer Partnerin. Während Sie dem Meridian von der Fußsohle über Fußgelenk und Unterschenkel zu den Knien folgen, liegt Ihre Ruhende Hand oberhalb des Knies auf dem Meridian. Zur Arbeit am Oberschenkel legen Sie sie auf das Gesäß.

Den Verlauf des Nieren-Meridians an Bauch und Brustkorb behandeln Sie dann wieder am besten in der *Rückenlage*.

Wichtige Punkte auf dem Nieren-Meridian
(können in eine Behandlung des Meridians mit einbezogen werden)

Nr. 1 Ausgangspunkt, wie beschrieben.

Nr. 3 Am Fußgelenk, wie beschrieben.

Nr. 6 1 Daumen unter dem Innenknöchel auf der Innenseite des Fußes.

Nr. 7 2 Daumen oberhalb Niere Nr. 3, etwa in der Mitte zwischen Innenrand des Schienbeins und der Achillessehne.

Nr. 10 Am inneren Rand der Kniekehle.

Perikard

Yin-Partner des Dreifachen Wärmers

Nun folgen wieder 2 Meridiane und ihre Energien, die zur Wandlungsphase Feuer gehören: Perikard und Dreifacher Wärmer.

Der Perikard-Meridian ist auch unter anderen Namen bekannt: zum Beispiel Herz-Kreislauf-, Kreislauf-Sexualität-, Herzgouverneur- oder Herzbeutel-Meridian.

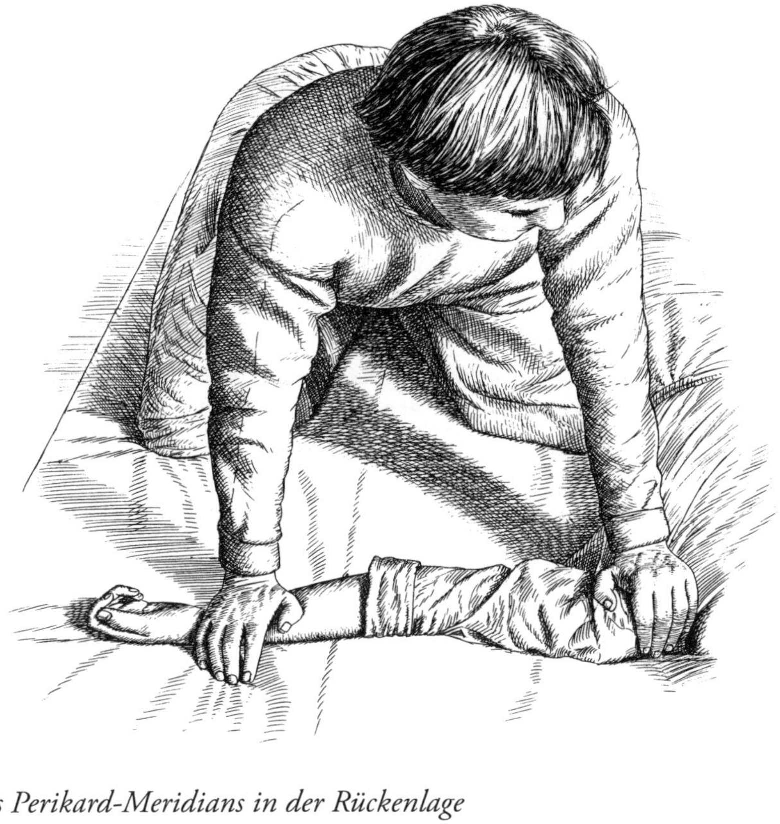

Behandlung des Perikard-Meridians in der Rückenlage

Bedeutung der Perikard-Energie

Perikard bedeutet Herzbeutel. Diese anatomische Struktur hüllt in der Tat als fester Beutel unser immerfort schlagendes Herz ein.

Ein sehr passender Name, denn die wichtigste Funktion der Perikard-Energie ist die Unterstützung der Herz-Energie. Und gerade wie der Herzbeutel dem Herzen dicht anliegt, so erlebt Perikard alles unmittelbar, was dem Herzen widerfährt, und unterstützt es dabei, die Fähigkeit zu Resonanz und Liebe zu erhalten.

Auch die weiteren Funktionen liegen nahe denen der Herz-Energie: So sichert die Perikard-Energie das Kreislaufsystem, also die Durchblutung des ganzen Körpers und seiner Organe und den Blutdruck. Sie gibt dem Menschen die Fähigkeit, in Zeiten der Erregung und Aufregung gelassen zu bleiben, und sie ist immer dabei, wenn etwas großen Spaß macht.

Zeichen einer Störung der Perikard-Energie können sein: Ein sehr blasses Gesicht, Schmerzen in der Brust, Herzklopfen oder Herzrasen, Durchblutungsstörungen in Armen oder Beinen, hoher oder niedriger Blutdruck. Ebenso mögen innere Unruhe und Nervosität, sexuelle Gefühlskälte oder die Unfähigkeit, sich wirklich über etwas zu freuen, Hinweise auf eine Imbalance im Perikard-Aspekt unserer Persönlichkeit sein.

Verlauf des Perikard-Meridians

Von seinem Ausgangspunkt auf dem Brustkorb einen Daumen lateral der Brustwarze läuft der Meridian nach oben und über den Vorderrand der Achselhöhle in den Arm. Er folgt der Mittellinie der Innenseite des Armes, und zwar am Oberarm in der Tiefe des Bizeps und am Unterarm in der Verbindungslinie der Orientierungspunkte an Ellenbogen und Handgelenk. Der weitere Verlauf geht mitten durch die Handfläche zur Spitze des Mittelfingers.

Verlauf des Perikard-Meridians

Stichworte: Yin-Meridian des Armes – verläuft vom Brustkorb zur Hand; verläuft auf der Innenseite des Armes, in der Mitte.

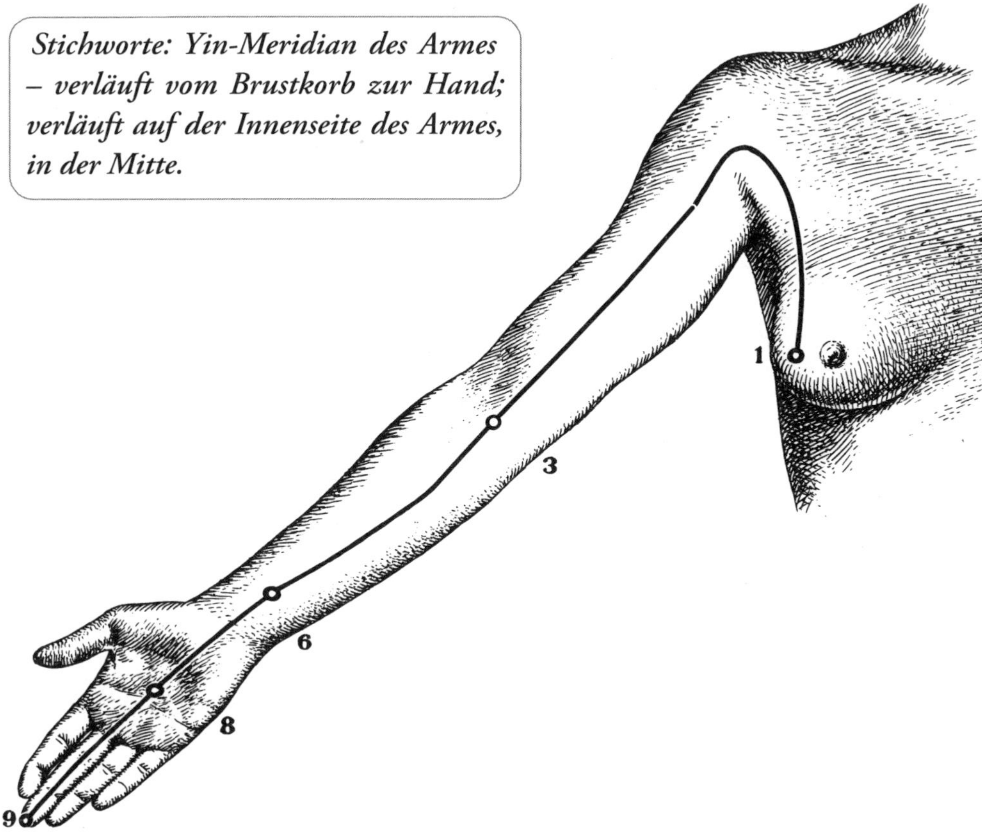

Orientierungshilfen zum Verlauf

Ausgangspunkt: 1 Daumenbreite seitlich der Brustwarze, zwischen der 4. und 5. Rippe (Nr. 1).

Schulter: 1 Querfinger oberhalb des Vorderrandes der Achselhöhle.

Ellenbogen: In der Ellenbeuge, in der Grube auf der Kleinfingerseite der Bizeps-Sehne (Nr. 3).

Handgelenk: In der Mitte der Innenseite des Handgelenks (Nr. 7).

Handinnenfläche: In der Mitte der Innenfläche der Hand (Nr. 8).

Endpunkt: An der Spitze des Mittelfingers (Nr. 9).

Erweiterungen und Veränderungen im Meridianverlauf nach Masunaga

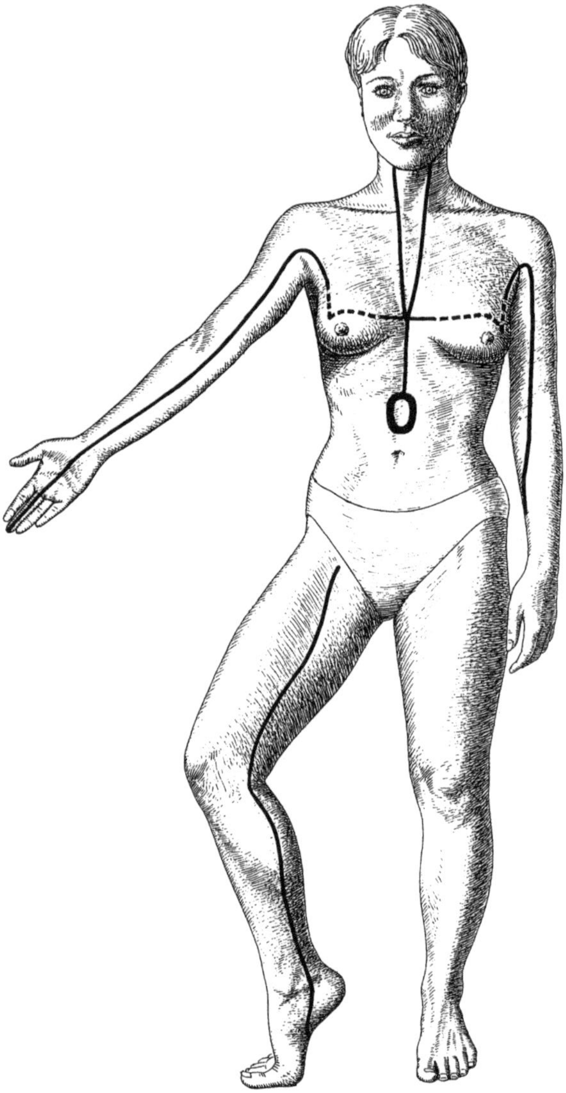

An Brustkorb und Hals:

Vom Solar-Plexus-Bereich steigt der Meridian die Mittellinie des Körpers nach oben bis zum Punkt Konzeptionsgefäß Nr. 17 zwischen den Mamillen, dem Bo-Punkt für Perikard. Dann zieht er paarig weiter nach oben, dicht neben der Luftröhre den Hals hinauf bis zum Umschlag des Halses in den Mundboden.

An den Beinen:

Vom Leistenpuls aus verläuft ein Ast in der hinteren Innenseite der Oberschenkel zum Knie, am Unterschenkel 2 Finger medial von Milz-Pankreas, dann durch das Fußgewölbe zum Zentrum der Fußsohle.

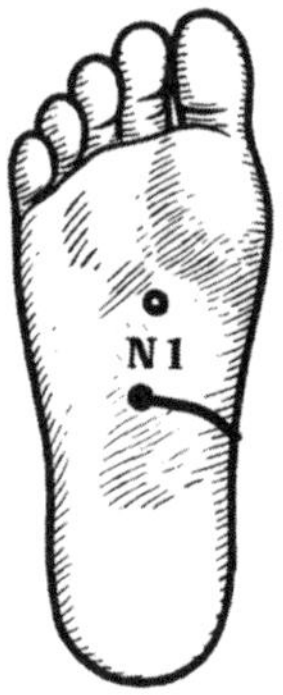

Behandlung des Perikard-Meridians

Wenn Sie den Meridian in der *Rückenlage* behandeln wollen, legen Sie den Arm Ihres Partners in einem Winkel von 90° zum Körper hin. Die Innenfläche des Armes und der Hand, auf der der Meridian verläuft, zeigt dabei nach oben. Die Ruhende Hand liegt auf der Schulter und sichert den Energiefluss durch dieses wichtige Gelenk.

Wie in der Abbildung dargestellt, können Sie im Vierfüßlerstand behandeln. Sehr gut ist aber auch die Behandlung aus der tiefen Position im Fersensitz (keine Abbildung). Mit der Wandernden Hand folgen Sie dem Verlauf des Meridians mit Handballen und Daumen, ganz so, wie Sie es bei den anderen Meridianen kennengelernt haben.

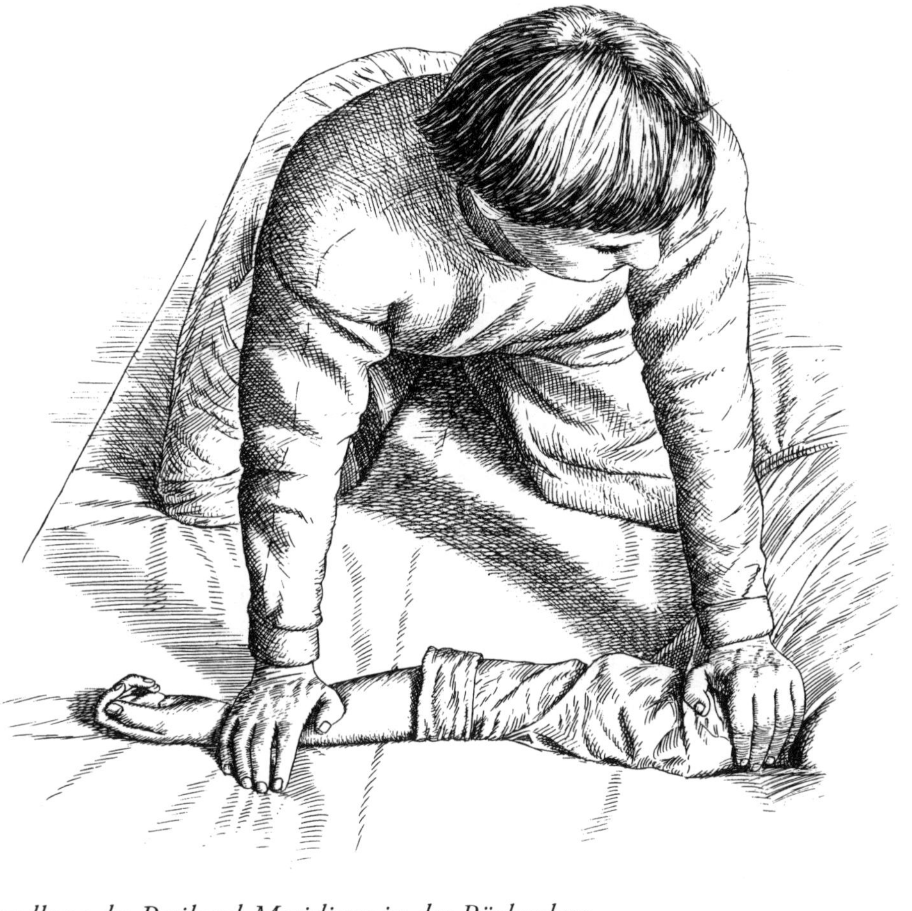

Behandlung des Perikard-Meridians in der Rückenlage

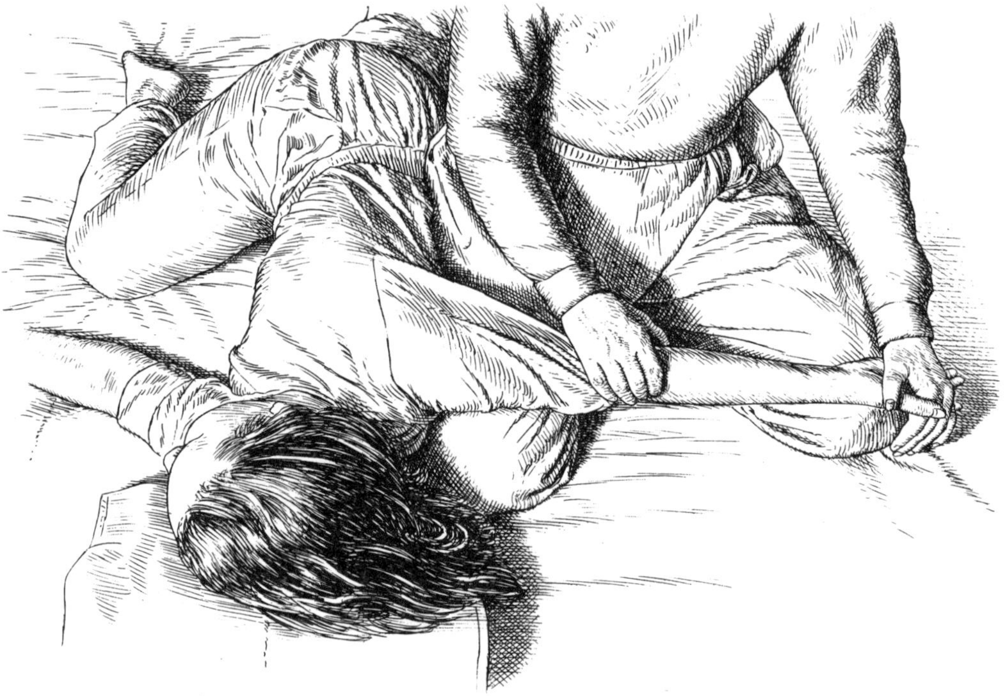

Behandlung des Perikard-Meridians in der Seitenlage

Eine sehr schöne Behandlungsmöglichkeit bietet die *Seitenlage*: Hierzu sitzen Sie wieder neben dem Rücken des Partners. Den Arm legen Sie nach einer Rotation im Schultergelenk mit der Innenfläche nach oben auf Ihre Oberschenkel ab. Ihre Ruhende Hand wird nun meist in der Hand Ihres Partners liegen und so den Arm in dieser sehr guten Perikard-Streckposition halten.

Sollte eine unzureichende Beweglichkeit im Schultergelenk diese Position unmöglich machen, bietet sich folgende auch sonst sehr gute Technik in *Seitenlage* an:

Sie knien aufrecht dicht hinter Ihrem Partner, Ihre Knie haben Kontakt zu seinem Rücken. Den nach oben weisenden Arm halten Sie mit beiden Händen – eine am Oberarm, die andere am Handgelenk – dicht an Ihren Körper. Jedesmal wenn nun die Reihe Ihrer Fingerspitzen auf dem Meridian einsinkt, lehnen Sie Ihren geraden Körper *in den Knien* so weit zurück, dass der Meridianverlauf leicht gedehnt wird. Durch diese Dehnung erhält der Perikard-Meridian eine gute Stimulierung.

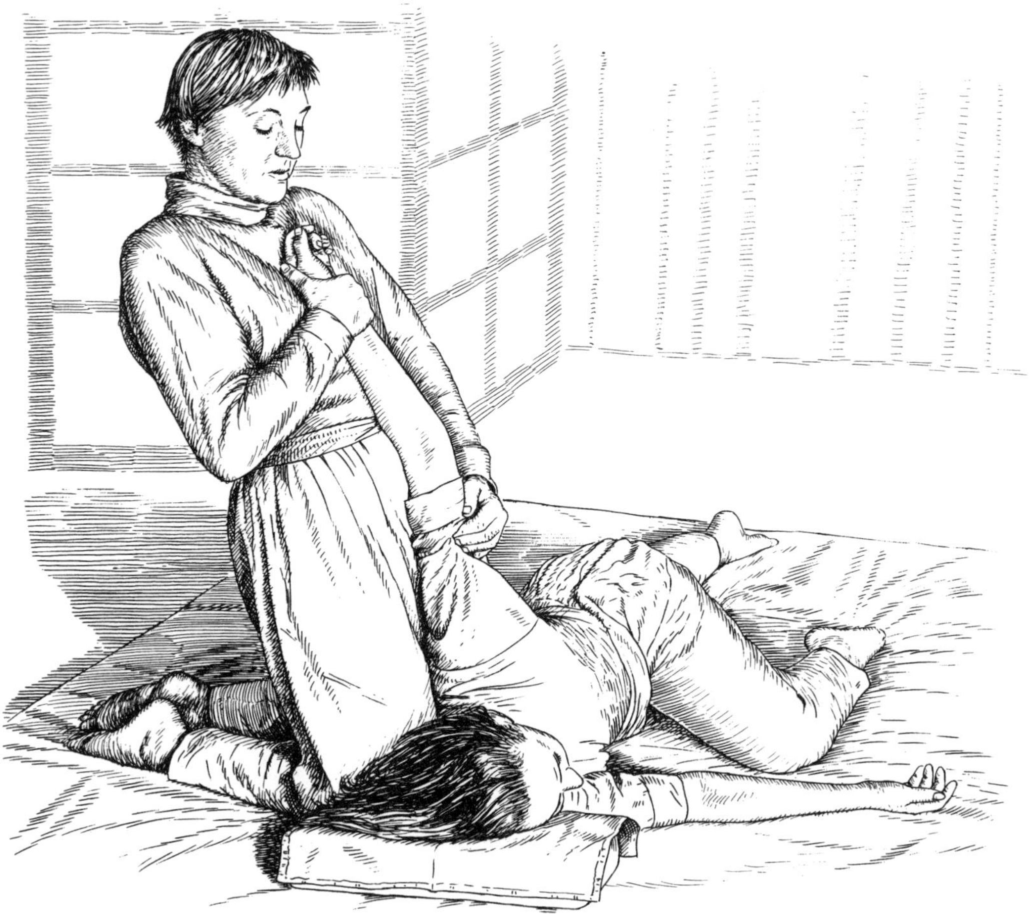

Sie können den Perikard-Meridian auch so in der Seitenlage behandeln

Wichtige Punkte auf dem Perikard-Meridian
(können in eine Behandlung des Meridians mit einbezogen werden)

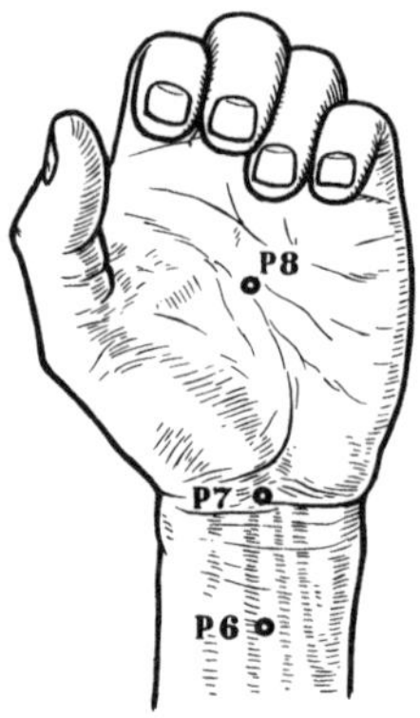

Nr. 2 am oberen Oberarm, 2 Daumen unterhalb der Achselhöhle, in der Tiefe zwischen den beiden Köpfen des Bizeps-Muskels.

Nr. 6 3 Fingerbreit oberhalb der Beugefalte des Handgelenks zwischen den beiden großen Sehnen.

Nr. 8 Genau im Zentrum der Handinnenfläche.

Dreifacher Wärmer

Yang-Partner von Perikard

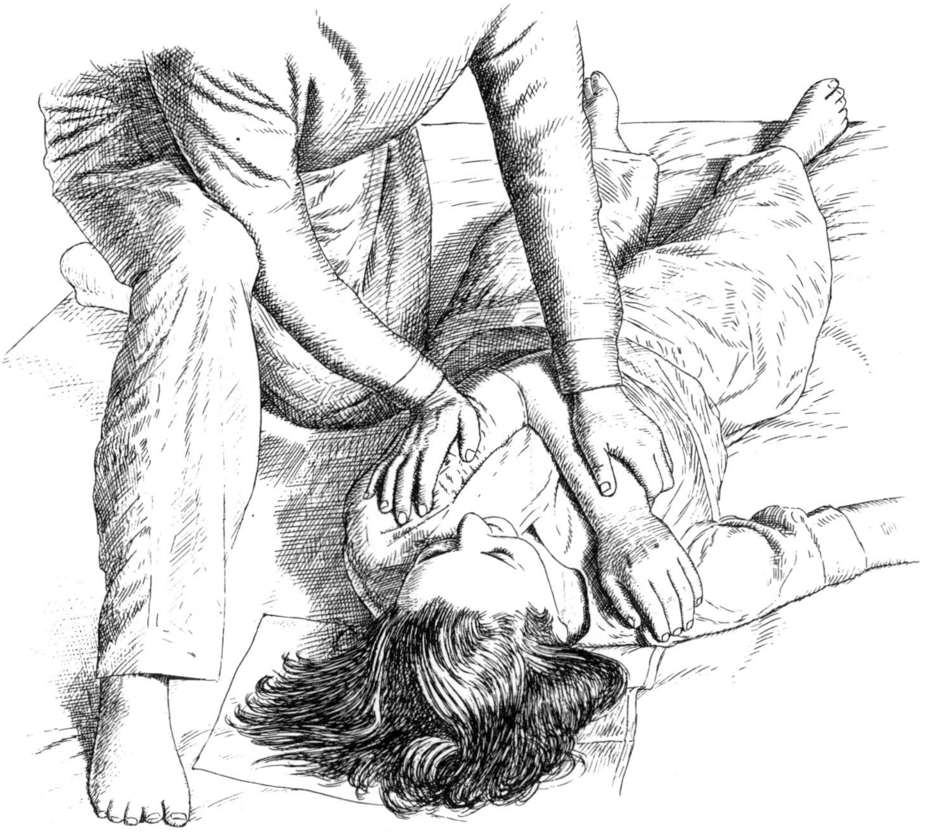

Behandlung des Dreifachen Wärmer-Meridians in der Rückenlage

Bedeutung der Dreifachen Wärmer-Energie

Ganz im Gegensatz zu den anderen 11 Hauptmeridianen bezieht sich der Dreifache Wärmer nicht auf ein in der westlichen Anatomie und Physiologie anerkanntes Organ. Er wird jedoch in der fernöstlichen Sicht des Menschen genauso als ein Organ aufgefasst wie etwa die Leber- oder Herz-Energie und wird als sehr wichtig angesehen.

Nach den Vorstellungen der traditionellen fernöstlichen Medizin befinden sich im Körper drei *Brennkammern*, welche die inneren Quellen von Lebensenergie darstellen. Sie entsprechen in etwa den Körperhöhlen Brust-, Oberbauch- und Unterbauch/Beckenraum. Der Name Dreifacher Wärmer wird Ihnen jetzt sicher verständlicher erscheinen.

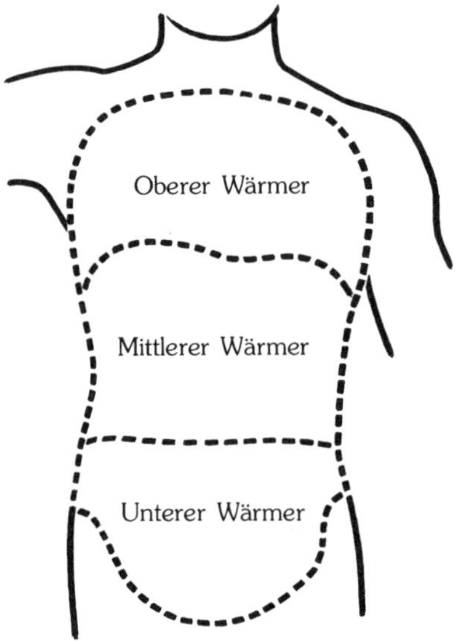

Die *Obere Brennkammer*, die dem Brustraum entspricht, sichert uns Energie aus der Atmung. Sie steht in besonderer Beziehung zur Lungen- und Herz-Energie.

Im Bauchraum gewinnen wir Energie durch die Nahrung. Diese *Mittlere Brennkammer* steht vor allem für die Milz- und Magen-Energie.

Der Beckenraum, die *Untere Brennkammer*, steht für die Nieren-Energie, deren »Feuer« den Körper erwärmt und lebensfähig erhält.

Der Dreifache Wärmer regelt das Zusammenspiel dieser drei Brennkammern. Seine immense Bedeutung für alle Lebensvorgänge wird so verständlich. Ein harmonisches Zusammenspiel der drei Kammern ist auch Voraussetzung für unsere körperliche und seelische Abwehrfähigkeit.

Störungen der Dreifachen Wärmer-Energie können sich in gestörten Funktionen einer oder mehrerer Brennkammern und den dort liegenden Organen äußern, Zum Beispiel in Verdauungs- und Atmungsproblemen oder dem Gefühl, verwirrt und überfordert zu sein. Aber auch Störungen der körperlichen und seelischen Schutzfunktionen unter Belastung mögen auf eine Imbalance des Dreifachen Wärmers hinweisen.

Verlauf des Dreifachen Wärmer-Meridians

Von seinem Ausgangspunkt am äußeren Nagelwinkel des 4. Fingers geht der Meridian zwischen dem 4. und 5. Mittelhandknochen zur Mitte des Handgelenkes. Danach liegt er zunächst in der Mitte des Unterarmes, wendet sich aber dann etwas zur Seite der Elle und zur Spitze des Ellenbogens hin. Er verläuft über die Rückseite des Oberarmes (genau in der Verbindungslinie der Orientierungspunkte an Ellenbogen und Schulter), überquert die Rückseite der Schulter, verläuft oberhalb der Schulterblattgräte nach medial und geht dann über den seitlichen Nacken zur Grube unter dem Ohr. Etwa am Haaransatz läuft er um das Ohr herum und erreicht seinen Endpunkt in der flachen Grube am äußeren Ende der Augenbraue.

Verlauf des Dreifachen Wärmer-Meridians

> *Stichworte: Yang-Meridian des Armes – verläuft von der Hand zum Kopf auf der Außenseite des Armes (in der Mitte).*

Orientierungshilfen zum Verlauf

Ausgangspunkt:
Der äußere Nagelwinkel des 4. Fingers (Nr. 1).

Handgelenk:
Die Mitte der Rückseite des Handgelenkes (Nr. 4).

Ellenbogen:
In der Grube oberhalb des Ellenhakens *(Olecranon)* auf der Rückseite des unteren Oberarms (Nr. 10).

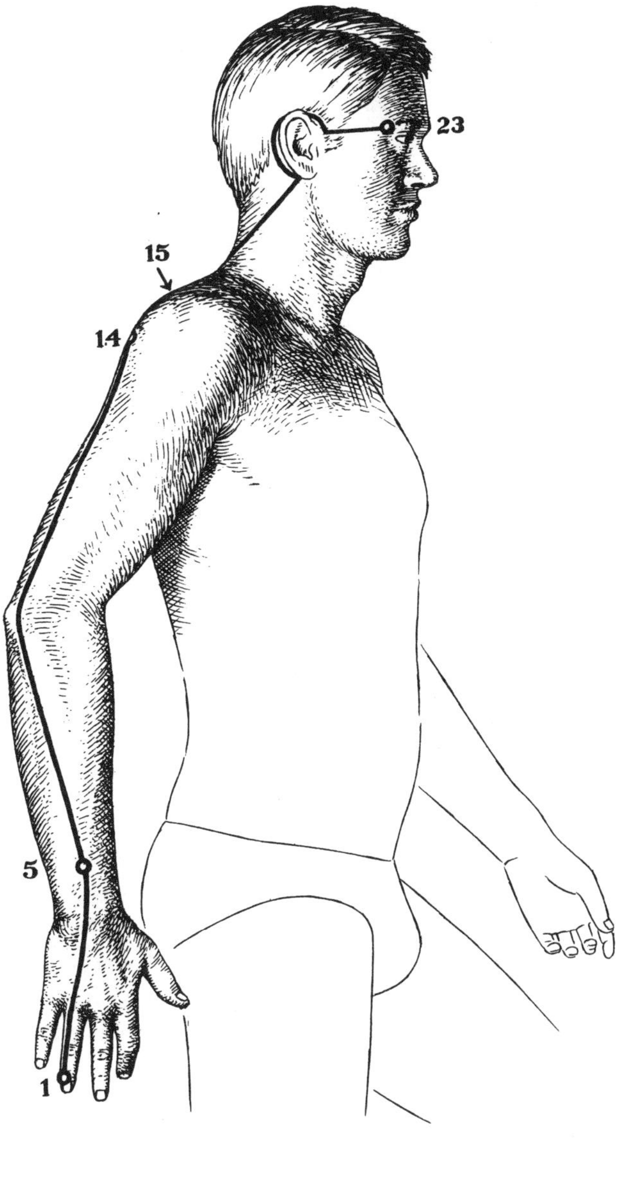

Schulter:
Wenn Sie den Arm zur Seite horizontal anheben, entsteht im Delta-Muskel etwa an der Grenze zwischen Seite und Rückseite der Schulter eine Grube. Der Punkt liegt hier unmittelbar unterhalb der Schulterblattgräte, die zum »Dach der Schulter« *(Acromion)* wird (Nr. 14).

Kopf:
Grube unter dem Ohr, vom Ohrläppchen verdeckt (Nr. 17).

Endpunkt:
In einer flachen Grube am seitlichen Ende der Augenbraue (Nr. 23).

Erweiterungen und Veränderungen im Meridianverlauf nach Masunaga

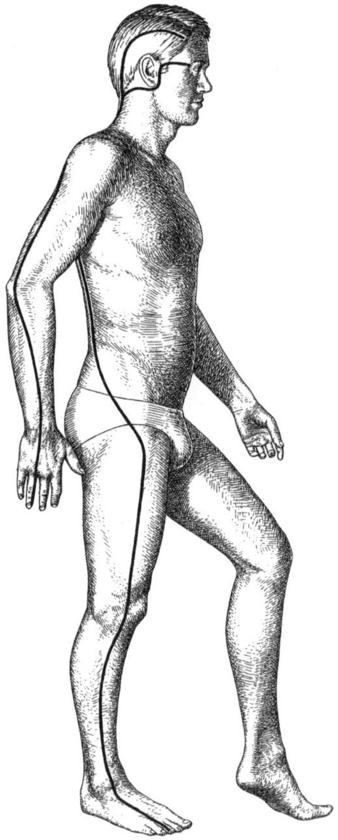

An Rumpf und Bein:

Von dem Punkt Nr. 14 an der hinteren »Ecke« der Schulter zieht ein Ast des Dreifachen Wärmers die Kante zwischen Seite und Rückseite des Rumpfes nach unten. Im Lendenbereich wandert er leicht nach vorne, so dass er die Beckenschaufel etwa in der Mitte der Seite überquert.

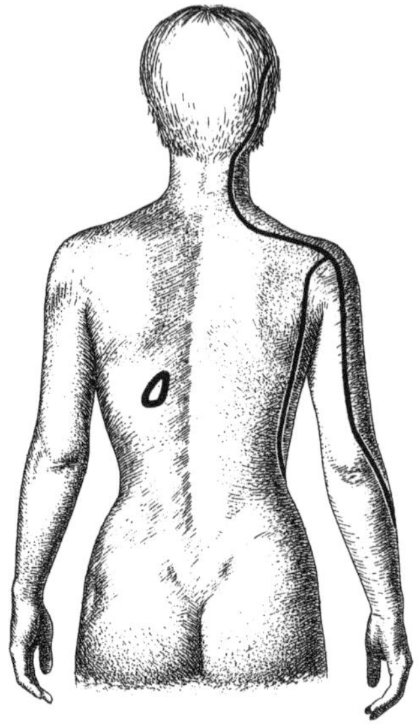

Am Bein verläuft er zwischen den Meridianen von Magen und Gallenblase, am Oberschenkel auf der Kante zwischen Vorderseite und Außenseite, am Unterschenkel in der Rinne zwischen Wadenbein und dem kräftigen Muskel neben dem Schienbein. Zwischen dem 3. und 4. Mittelfußknochen zieht er zum lateralen Nagelwinkel der 3. Zehe.

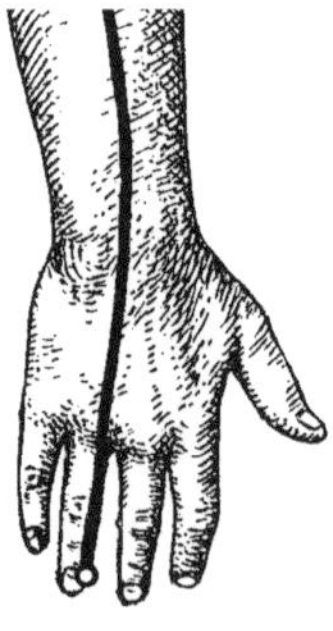

Veränderung des traditionellen Verlaufs an der Hand:

Statt vom ulnaren Nagelwinkel des Ringfingers verläuft der Dreifache Wärmer nun vom radialen Nagelwinkel durch die Rinne zwischen dem 3. und 4. Mittelhandknochen zum Unterarm.

Behandlung des Dreifachen Wärmer-Meridians

Eine sehr gute Möglichkeit, den Dreifachen Wärmer zu behandeln, bietet die *Bauchlage*. Legen Sie den Arm in einem Winkel von 90° zum Körper, und zwar so, dass der Handrücken nach oben weist. Beginnen Sie mit der Behandlung, indem Sie neben dem Körper Ihres Partners sitzen, die Ruhende Hand auf der Schulter. Wenn Sie den Meridian von der Hand bis zur Schulter behandelt haben, wechseln Sie auf die Kopfseite des Armes und folgen ihm über Schulter und Nacken bis zu seinem Endpunkt am Kopf.

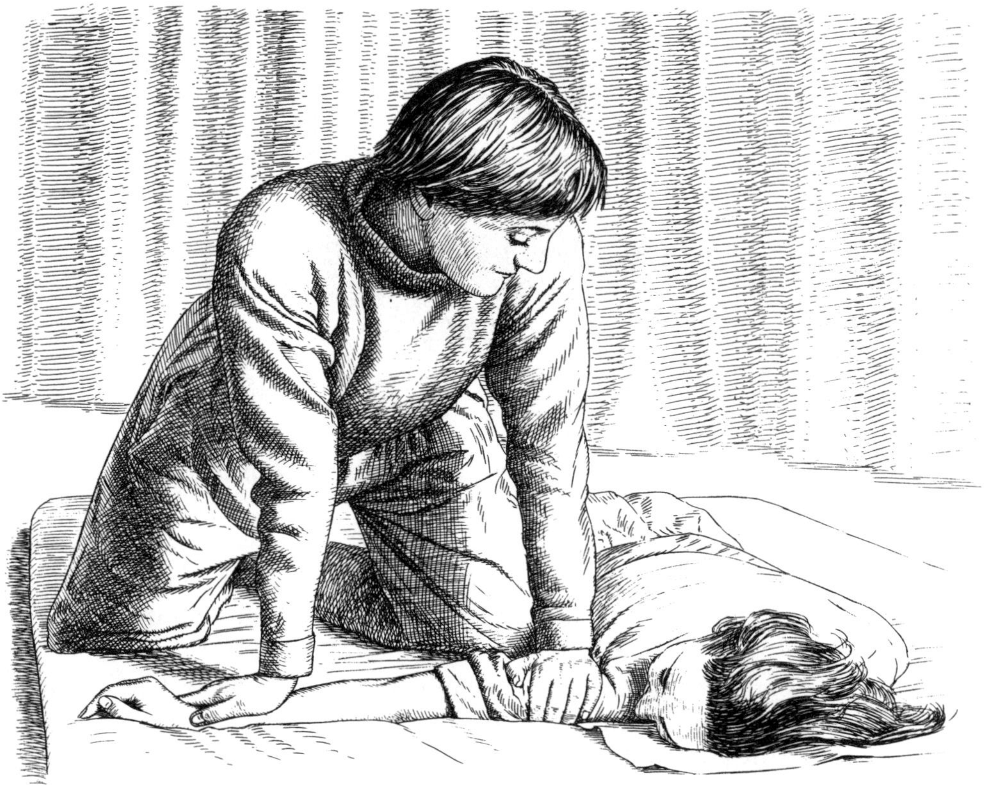

Behandlung des Dreifachen Wärmer-Meridians in der Bauchlage

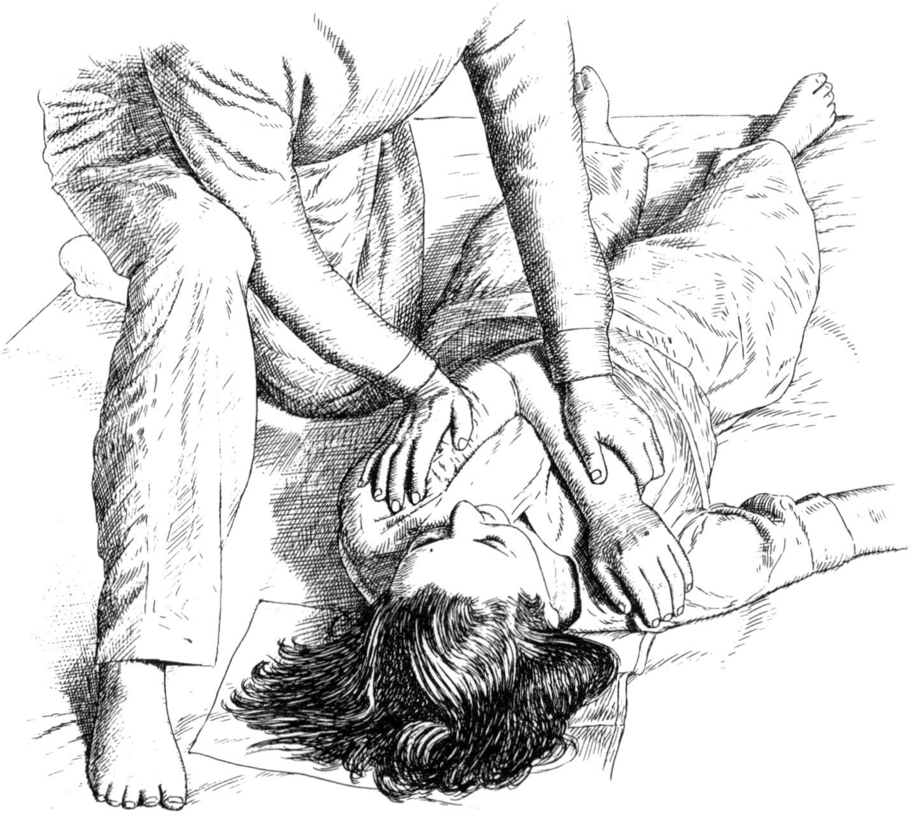

Behandlung des Dreifachen Wärmer-Meridians in der Rückenlage

Gute Möglichkeiten der Behandlung des Dreifachen Wärmer-Meridians bieten auch die beiden anderen Grundpositionen:

In der *Rückenlage* knien Sie mit einem aufgestellten Fuß neben dem Partner. Zur Behandlung des Unterarmes legen Sie den Arm auf seinen Brustkorb. Folgen Sie dem Meridian von der Hand zum Ellenbogen, indem Sie sich auch hier auf dem Brustkorb sorgsam hineinlehnen. Die Ruhende Hand kann dabei auf dem Oberarm liegen. Wenn Sie am Ellenbogen angekommen sind, wechseln Sie Ruhende und Wandernde Hand und arbeiten die Rückseite des Oberarmes hinauf zur Schulter. Den Verlauf des Meridians auf der Schulter und am Nacken können Sie in dieser Position nicht so gut erreichen. Hier bietet sich eher die Seitenlage an.

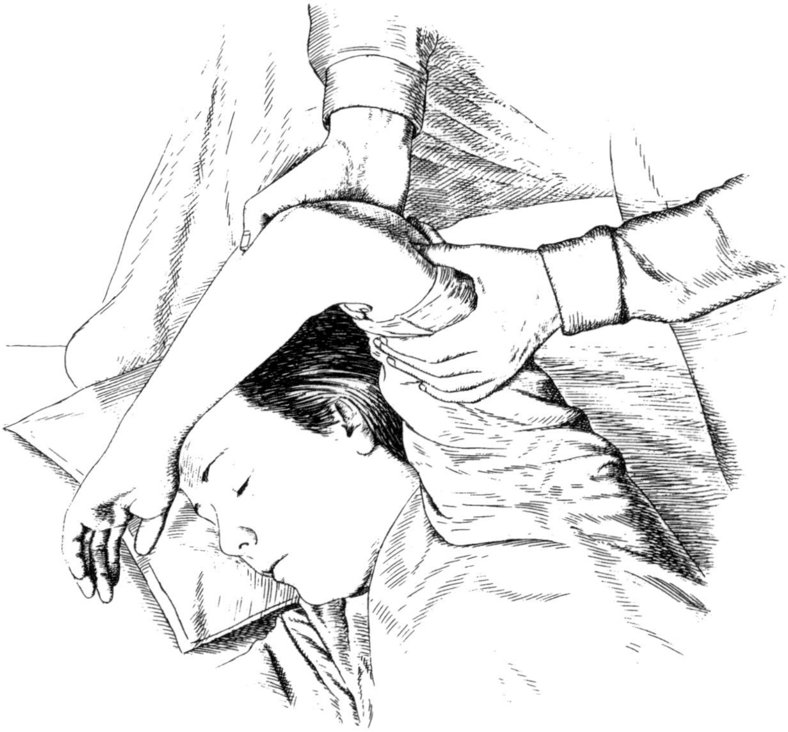

Behandlung des Dreifachen Wärmer-Meridians in der Seitenlage

Zur Behandlung in der *Seitenlage* stellen Sie ein Bein oberhalb des Kopfes Ihres Partners auf. Auf dieses Bein können Sie Ihren Ellenbogen auflegen und mit der gleichnamigen Hand den Arm des Partners in der Ellenbeuge halten. Nun folgen Sie – am besten gleich mit dem Daumen – dem Meridian vom Ringfinger bis zur Schulter.

Dann setzen Sie sich neben den Rücken Ihres Partners, greifen mit der einen Hand von vorn auf die Schulter und arbeiten ganz ähnlich wie beim Dünndarm-Meridian auf dem Dreifachen Wärmer an Schulter, Nacken und Kopf bis zu seinem Endpunkt am äußeren Ende der Augenbraue.

Wichtige Punkte auf dem Dreifachen-Wärmer-Meridian
(können in eine Behandlung des Meridians mit einbezogen werden)

Nr. 5	2 Daumen oberhalb des Handgelenkes, in der Mitte des Unterarmes.
Nr. 14	An der Schulter, wie beschrieben.
Nr. 15	Oberhalb der Schulterblattgräte, etwa 1 Daumen hinter Gallenblase Nr. 21.

Die Behandlungspositionen der Arm-Meridiane in der Übersicht

Der Verlauf und die Behandlung der Arm-Meridiane sind für den Anfänger mitunter verwirrend. Es ist sehr hilfreich, sich die je nach Meridian unterschiedlichen Positionen der Arme einzuprägen. Ich habe sie deshalb in dieser Darstellung noch einmal zusammengefasst.

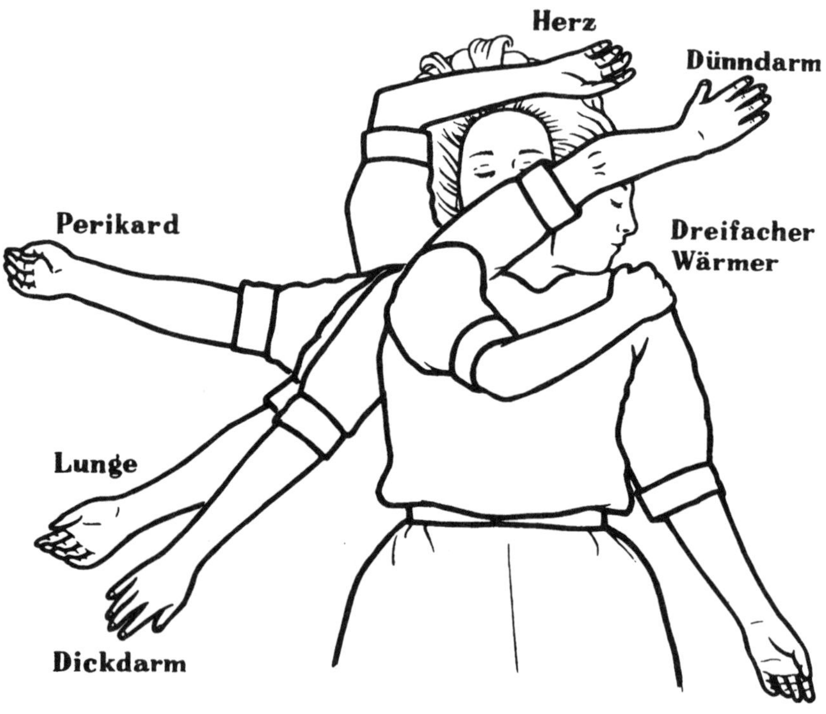

Gallenblase

Yang-Partner von Leber

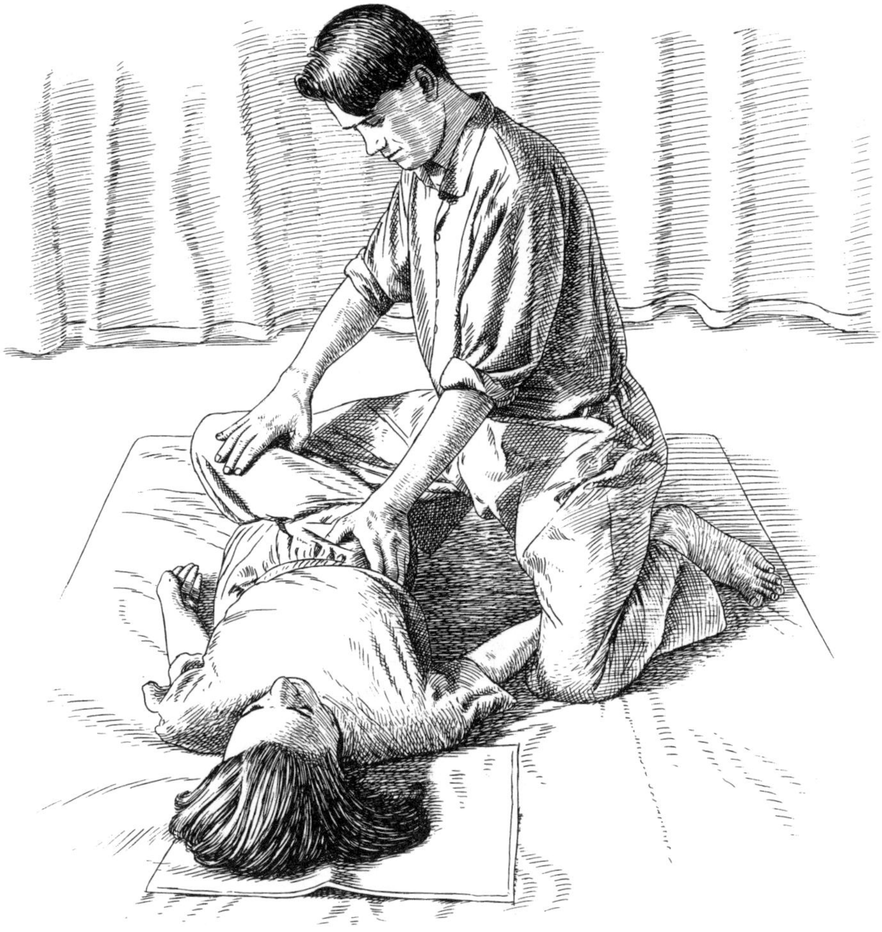

Behandlung des Gallenblasen-Meridians in der Rückenlage

Bedeutung der Gallenblasen-Energie

Der Gallenblasen-Meridian läuft über die Seiten unseres Körpers und die Gallenblasen-Energie schwingt über die Seiten des Körpers hinaus. Sie ist das ausführende Organ der aktiven, kreativen und planenden Leber. In den modernen Informationsgesellschaften mit ihrem Stress und Zeitdruck ist die Gallenblasen-Energie stark gefordert und häufig sehr angespannt. Auf der Seite von Kopf und Rumpf hin- und herlaufend spiegelt der Verlauf des Meridians seine Energie wider, die im Menschen die Fähigkeit garantiert, abzuwägen und zu raschen und klaren Entscheidungen zu kommen.

Bei einer Störung mag ein Mensch zum Beispiel unter angespannten, schmerzenden Schultern, Hüftgelenksproblemen oder Ischiasbeschwerden leiden. Vielleicht besteht eine Neigung zu einer Halbseiten-Migräne (der Meridian verläuft auf der Seite des Kopfes), es können Schmerzen hinter dem rechten Rippenbogen oder in der rechten Schulter bestehen oder Gallensteine oder Gallenkoliken auftreten. Eine schiefe Hüfte mit einer Beinverkürzung mag ein weiterer Hinweis sein. Häufig besteht ein ausgeprägtes Stress-Gefühl und vielleicht fällt es uns schwer, Entscheidungen zu treffen, oder wir neigen zu vorschnellen Entscheidungen.

Verlauf des Gallenblasen-Meridians

Von seinem Ausgangspunkt neben den Augen zieht der Meridian dreimal über die Seite des Kopfes zum Punkt in der Hinterhauptsgrube (Nr. 20) und zum Punkt auf der Schulter (Nr. 21). Dann verläuft er vorn über die Schulter und zickzackt – wie schon vorher am Kopf – die Seite des Rumpfes herunter bis zum Punkt am Becken.

Von hier geht es die Seite des Oberschenkels entlang zur Seite des Knies, am Unterschenkel folgt der Meridian dem Wadenbein bis zur Grube vor/unterhalb des Außenknöchels, dann zwischen dem 4. und 5. Mittelfußknochen hindurch zum lateralen Nagelwinkel der 4. Zehe.

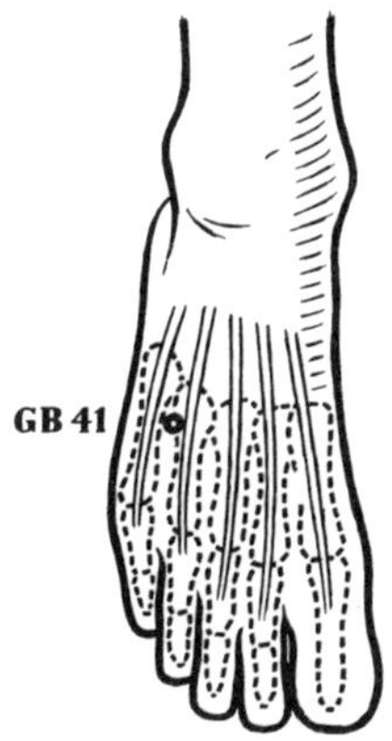

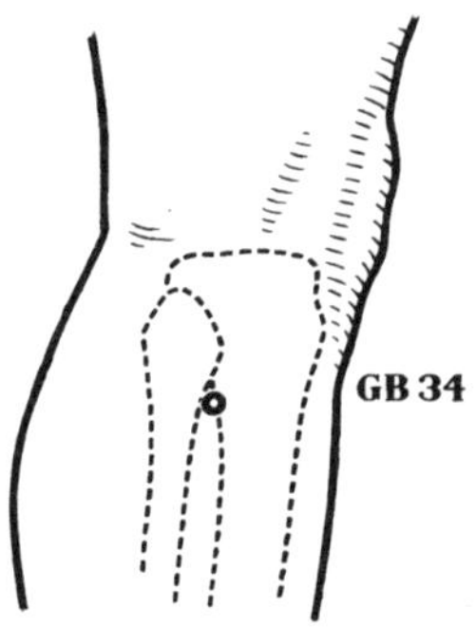

Verlauf des Gallenblasen-Meridians

Yang-Meridian des Beines – verläuft auf der Seite des Körpers vom Kopf bis zum Fuß.

Orientierungshilfen zum Verlauf

Ausgangspunkt:
Neben dem äußeren Augenwinkel, auf dem Rand der Augenhöhle (Nr. 1).

Kopf: In der Hinterhauptsgrube seitlich neben dem Großen Rückenstreckermuskel, am Schädelrand (Nr. 20).

Schulter: Oben auf der Schulter im vorderen Rand des »Kapuzenmuskels« (Trapezmuskel), nahe beim Nacken, auf halber Strecke zwischen der Mittellinie des Körpers und dem Rand der Schulter (Nr. 21). Dieser Punkt sollte während der Schwangerschaft nicht stark stimuliert werden.

Rumpf: Zwischen der 7. und 8. Rippe auf der senkrechten Linie, die durch die Brustwarze läuft (Nr. 24), sowie vor dem freien Ende der 12. Rippe (Nr. 25).

Becken: In der Grube hinter dem Großen Rollhügel *(Trochanter major)*, nach dem ersten Drittel der Strecke vom Großen Rollhügel zum unteren Ende des Kreuzbeins (Nr. 30).

Oberschenkel: Auf der Seite, dort, wo die Spitze Ihres Mittelfingers hinfällt, wenn Sie die »Hände an die Hosennaht« legen (Nr. 31).

Unterschenkel: 1 Querfinger vor und unter dem Köpfchen des Wadenbeins (Nr. 34).

Fuß: Zwischen dem 4. und 5. Mittelfußknochen, kurz bevor sie im Mittelfuß zusammenkommen (Nr. 41).

Endpunkt: Am lateralen Nagelwinkel der 4. Zehe (Nr. 44).

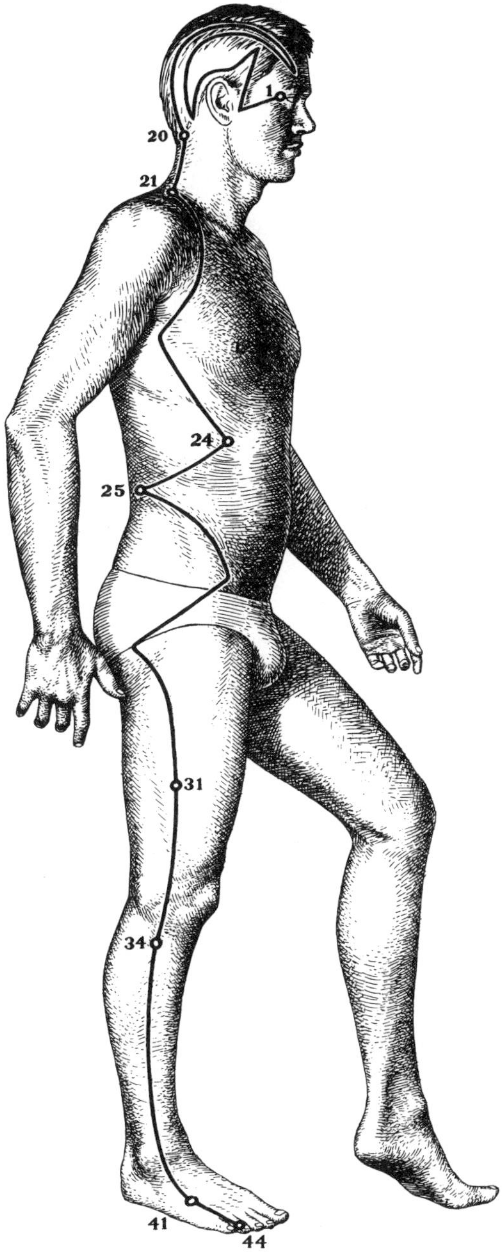

Erweiterungen und Veränderungen im Meridianverlauf nach Masunaga

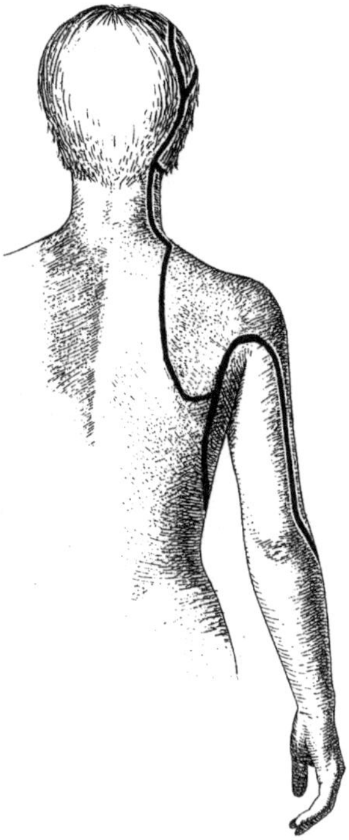

An Schulter und Arm:

Von seinem Punkt Nr. 21 auf der Schulter zieht der Meridian nach dieser Vorstellung nicht mehr vorne über die Schulter nach unten. Stattdessen geht er nach hinten durch die Punkte Dreifacher Wärmer Nr. 15 und Dünndarm Nr. 14 den inneren Rand des Schulterblattes hinunter.

Kurz bevor er die untere Spitze des Schulterblattes erreicht, zieht der Meridian unter diesem Knochen hindurch nach lateral, dann in einem Bogen über die Rückseite der Schulter in den Arm. Hier verläuft er zwischen den Meridianen von Dickdarm und Dreifacher Wärmer, überquert den Ellenbogen über den radialen *Epicondylus* und zieht zwischen dem 2. und 3. Mittelhandknochen hindurch zum daumenseitigen Nagelwinkel des Mittelfingers.

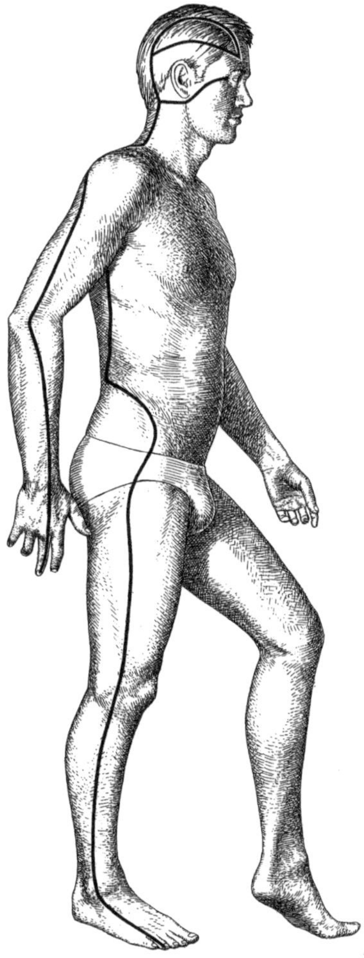

An Kopf und Rumpf:

Masunaga hat den Verlauf des Gallenblasen-Meridians am Kopf und auf der Seite des Rumpfes stark vereinfacht.

Behandlung des Gallenblasen-Meridians

Die beste Behandlungsposition für den Gallenblasen-Meridian ist die *Seitenlage.* Sie bietet sich an, weil der Meridian auf der Seite des Körpers verläuft und Sie so Ihr Gewicht einsetzen können, um sich hineinzulehnen.

Die Behandlungstechniken in der Seitenlage, wie sie im Kapitel 8 (Seite 63) dargestellt wurden, sind Gallenblasentechniken, die Sie jetzt anwenden können.

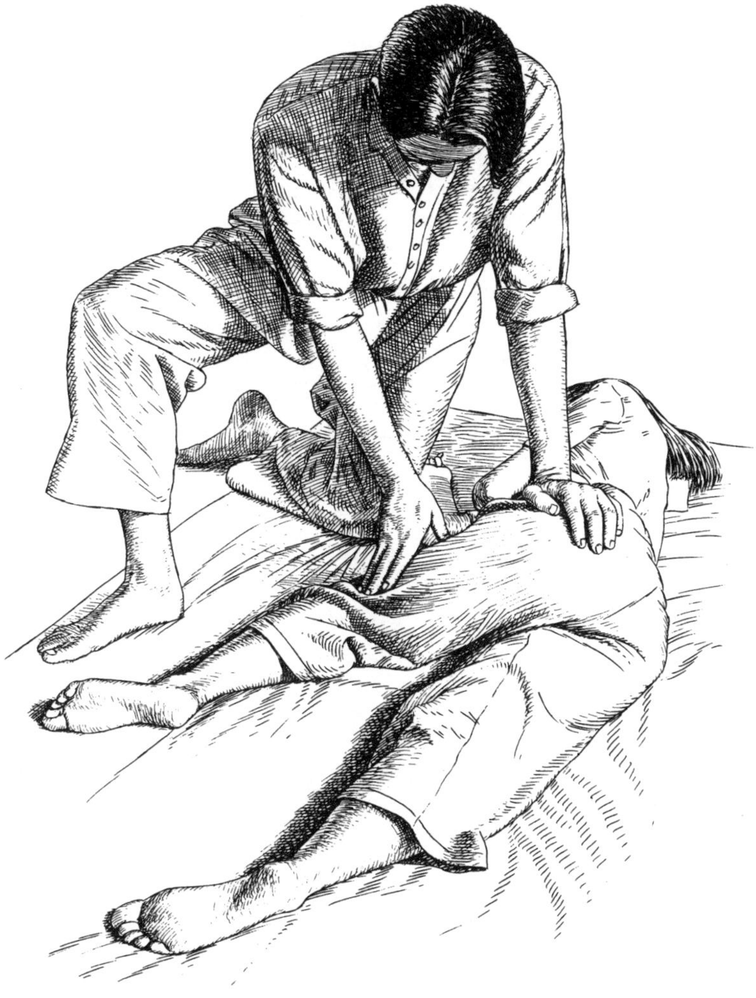

Behandlung des Gallenblasen-Meridians in der Seitenlage

Zur Behandlung von Kopf und Nacken sitzen Sie am besten im Fersensitz neben dem Rücken Ihres Partners. Die Ruhende Hand greift von vorn unter dem Arm hindurch auf die Schulter des Partners. Schulterenergie ist zu großen Teilen Gallenblasenenergie. Beginnen Sie deshalb die Behandlung, indem Sie die andere Hand auf die Rückseite der Schulter auf das Schulterblatt legen und mit beiden Händen die Schulter rotieren – die Bewegung kommt dabei nicht nur aus den Schultern, sondern aus Ihrem ganzen Körper. Lassen Sie dann die Ruhende Hand auf der Schulter liegen und arbeiten Sie mit der anderen auf dem Meridian vom Kopf bis zur Seite der Schulter (siehe Abbildung Seite 63).

Da Gallenblasen-Energie allgemein auf der Seite des Körpers präsent ist, besteht eine sehr effektive Behandlungstechnik darin, mit der ganzen Handfläche die Seite des Körpers herunter zu arbeiten. Die Ruhende Hand liegt dabei auf dem Becken. Achten Sie darauf, dass Sie Druck nur durch Ihr Gewicht bei leichter Ausdehnung Ihrer Schultern und Arme, das heißt durch Entspannung erzeugen!

Nun setzen Sie ein Knie zwischen die Beine Ihres Partners, die Ruhende Hand liegt auf dem Becken und Sie können mit der anderen Hand dem Meridian am Oberschenkel folgen. Vorsicht, er ist hier mitunter recht empfindlich! Sinken Sie deshalb besonders aufmerksam ins Zentrum der Tsubos. Trotz seiner Empfindlichkeit mag der Gallenblasen-Meridian eine tiefgehende Behandlung.

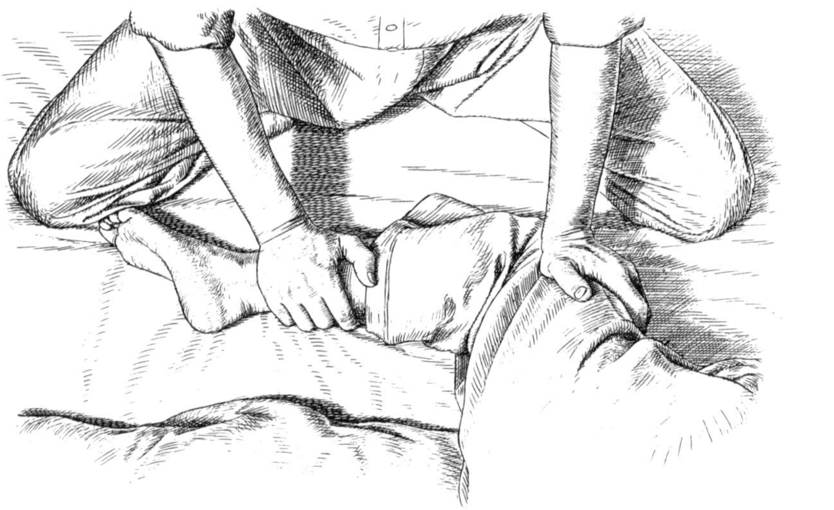

Behandlung des Gallenblasen-Meridians am Unterschenkel in der Seitenlage

Setzen Sie sich dann im breiten Fersensitz vor den Unterschenkel und sinken Sie am oberen Unterschenkel knapp vor dem Wadenbein ein, in der Mitte berühren Sie direkt auf dem Wadenbein und oberhalb des Außenknöchels von seitlich hinten auf der Kante des Wadenbeins. Dann folgen sie dem Meridian über den Außenknöchel und zwischen dem 4. und 5. Mittelfußknochen zur 4. Zehe. Ihre Ruhende Hand liegt hierbei auf der Seite des Oberschenkels knapp über dem Knie.

Hier noch eine sehr schöne Ergänzung der beschriebenen Schulterrotation: die Technik des »Flügelputzens«. Wenn Sie die Schulter rotieren, legen Sie den Daumen der Hand, die vorher auf dem Schulterblatt lag, dicht neben dessen inneren Rand. Während nun die vordere Hand die Schulter in der Rotation nach hinten schiebt, gleitet das Schulterblatt über den fest aufgesetzten Daumen oder die Finger. Dieser kann dann sogar aktiv noch tiefer darunter sinken. Behandeln Sie so 3 bis 4 Punkte unter dem Innenrand des Schulterblattes.

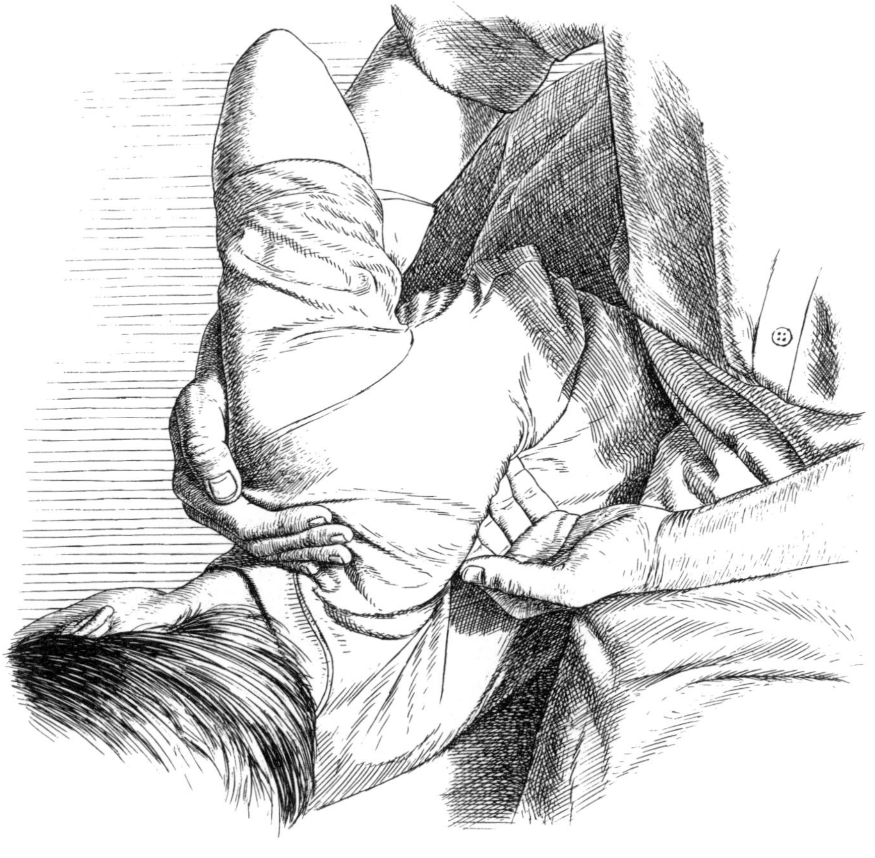

»Flügelputzen«

Natürlich lässt sich der Gallenblasen-Meridian auch in Bauch- oder Rückenlage erreichen. Kopf, Nacken und Schulter behandeln Sie am besten vom Kopfende her. Am Rumpf behandeln Sie ihn, indem Sie die Seiten des Körpers gleichzeitig von beiden Seiten mit der ganzen Hand drücken. Tun Sie dies fest und doch einfühlsam.

Zur Behandlung am Bein bieten sich folgende Techniken an:
In der *Rückenlage* stellen Sie den Fuß des Beines, das Sie behandeln wollen, etwa eine Handbreit neben das Knie des anderen auf. Mit Ihrem Knie drücken Sie das Bein nach innen, mit der Ruhenden Hand verhindern Sie durch Druck auf den Beckenrand, dass das Bein zu weit nach innen fällt, und halten es so im Gleichgewicht. Wenn Sie am Oberschenkel arbeiten, liegt Ihr Knie am Unterschenkel des Partners, zur Behandlung des Unterschenkels setzen Sie es einfach an den Oberschenkel.

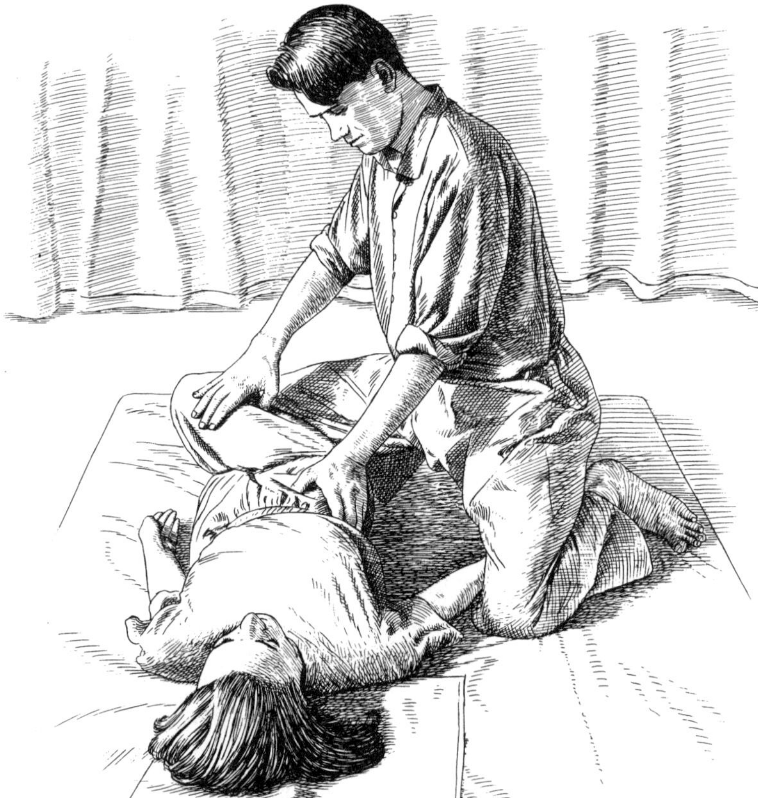

Behandlung des Gallenblasen-Meridians in der Rückenlage

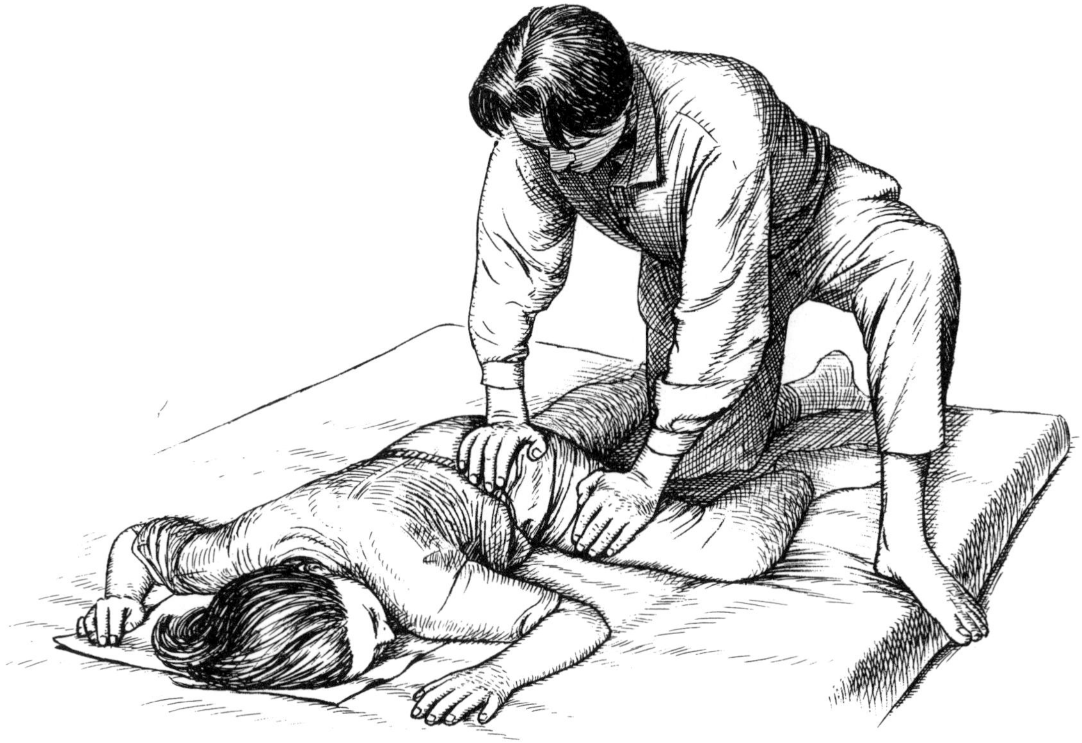

Behandlung des Gallenblasen-Meridians in der Bauchlage

In *Bauchlage* legen Sie das Bein so ab, dass der Oberschenkel in einem Winkel von 90° zum Körper liegt. Mit der Ruhenden Hand auf dem Becken können Sie so den Meridian in seinem ganzen Verlauf bis zum Fuß behandeln. Achtung: starker Druck auf das Becken kann mitunter Schmerzen in der Leiste auslösen.

Wichtige Punkte

Alle Punkte, wie sie in den Orientierungshilfen für den Gallenblasen-Meridian beschrieben wurden. Sie können in eine Behandlung des Meridians einbezogen werden.

Leber

Yin-Partner von Gallenblase

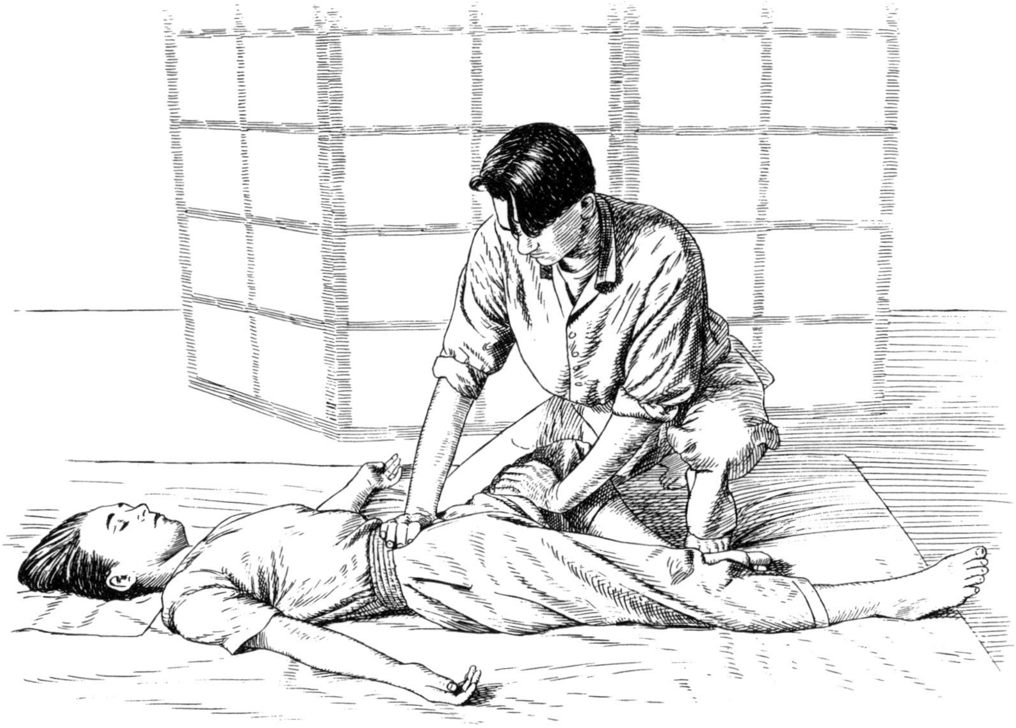

Behandlung des Leber-Meridians in der Rückenlage

Bedeutung der Leber-Energie

Die Leber-Energie wird in den chinesischen Klassikern gerne mit einem General verglichen. Er hält mit klarem Blick die innere Ordnung von Körper und Seele aufrecht und befähigt uns, zu planen und klar zu sehen, wohin wir wollen. Die Leber-Energie ist die positivste Kraft, über die der Mensch verfügt, sie möchte sich aktiv äußern, kreativ sein und gestalten. Die Leber speichert Blut und Nährstoffe und gibt dem Körper innere Spannkraft und Widerstandskraft. Sie reguliert die energetischen Bewegungen in unserem Körper, indem sie je nach Bedarf Blockaden aufbaut und auch wieder auflöst. Auf diese Weise sorgt sie für einen möglichst gleichmäßigen Fluss der Energie und der Gefühle im ganzen Menschen.

Bei Imbalancen im Leber-Aspekt unserer Persönlichkeit mögen zum Beispiel Schwierigkeiten auftreten wie sehr angespannter Körper und Muskulatur oder Muskelkrämpfe, Sehnenscheidenentzündungen, Sehstörungen oder Gelbsucht. Sie mag sich auch zeigen in Rastlosigkeit, Neigung zu Druck und Stress, einem ungeduldigen, schnell aufbrausenden Temperament oder in Kraftlosigkeit und Impotenz. Geistige und körperliche Rigidität oder die Unfähigkeit, Vorstellungen und Visionen von der Zukunft zu haben, mögen andere Hinweise sein.

Verlauf des Leber-Meridians

Von seinem Ausgangspunkt am lateralen Nagelwinkel der Großen Zehe läuft der Leber-Meridian zwischen dem 1. und 2. Mittelfußknochen über den Fußrücken, dann auf dem Schienbein den Unterschenkel hinauf zum Innenrand der Kniekehle.

Am Oberschenkel verläuft er durch die kräftige Muskelgruppe auf der Innenseite (Adduktorengruppe) zur Leiste. Über das seitliche Hara zieht er dann im Bogen zum (freien) Ende der 11. Rippe und von dort wieder näher zur Mitte des Körpers zu seinem Endpunkt Nr. 14 zwischen der 6. und 7. Rippe.

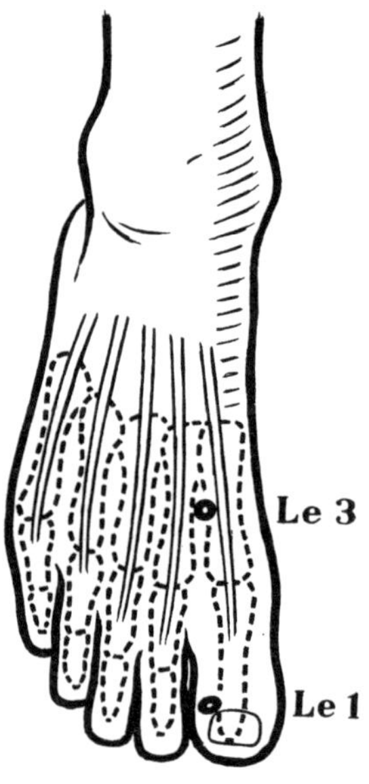

Verlauf des Leber-Meridians

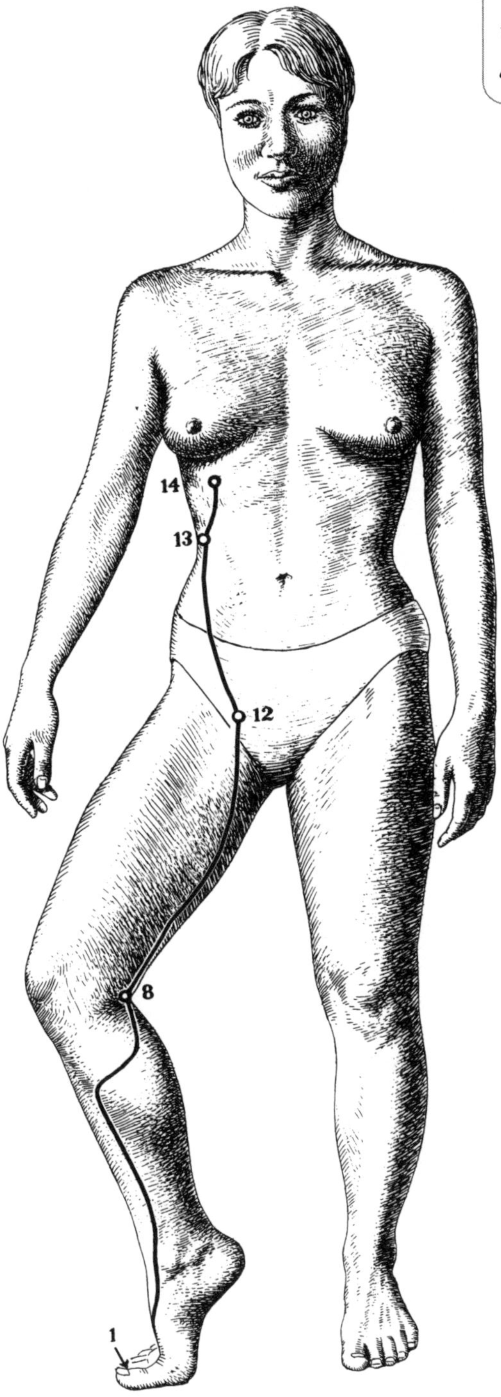

Stichworte: Yin-Meridian des Beines – verläuft vom Fuß zum Brustkorb; verläuft auf der Innenseite des Beines.

Orientierungshilfen zum Verlauf

Ausgangspunkt:
Der laterale Nagelwinkel der Großen Zehe (Nr. 1).

Fußgelenk:
1 Daumenbreite vor dem Innenknöchel in der Grube medial neben der Sehne (Nr. 4).

Kniegelenk:
Am Innenrand der Kniekehle, noch vor den dort verlaufenden kräftigen Sehnen (der Muskeln *Semimembranosus* und *Semitendinosus*) (Nr. 8). Der Nierenpunkt liegt hier im Vergleich etwas weiter zur Kniekehle hin zwischen diesen Sehnen.

Leiste:
Medial neben der Hauptschlagader (Nr. 12).

Bauch:
Vor dem (freien) Ende der 11. Rippe am unteren Rand des Brustkorbes, zur Seite des Rumpfes hin (Nr. 13).

Endpunkt:
Zwischen der 6. und 7. Rippe auf einer senkrechten Linie durch die Brustwarze (Nr. 14).

Erweiterungen und Veränderungen im Meridianverlauf nach Masunaga

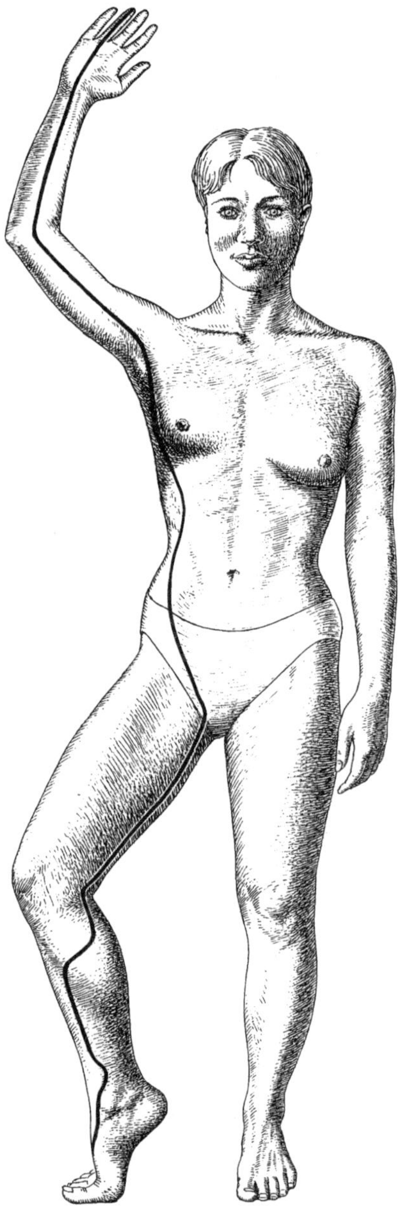

An Rumpf, Hals und Arm:

Von seinem Punkt Nr. 14 zieht der Meridian in einem weiten Bogen seitlich der Mamillen weiter nach oben bis zum Schlüsselbein, über Schulter und die Seite des Halses zum Schädelrand, wo er sich mit Gallenblase Nr. 21 verbindet.

Unterhalb des Schlüsselbeins zweigt ein Ast durch die vordere Achselhöhle ab in den Arm, wo er zwischen den Meridianen von Perikard und Herz verläuft. Am Oberarm liegt er dabei dicht neben dem Innenrand des Bizeps. Durch die Handinnenfläche läuft er zur Spitze des Ringfingers.

Behandlung des Leber-Meridians

Am besten behandeln Sie den Leber-Meridian in der *Rückenlage.* Zur Behandlung am Unterschenkel legen Sie das Bein so hin, dass die Fußsohle Knie oder dem dem Oberschenkel des anderen Beines dicht anliegt. Das Knie fällt jetzt weit zur Seite und wird durch Ihren Fuß oder Oberschenkel unterstützt. Die Behandlungsweise ist dabei ähnlich der des Nieren-Meridians in Rückenlage, wenn auch etwas einfacher.

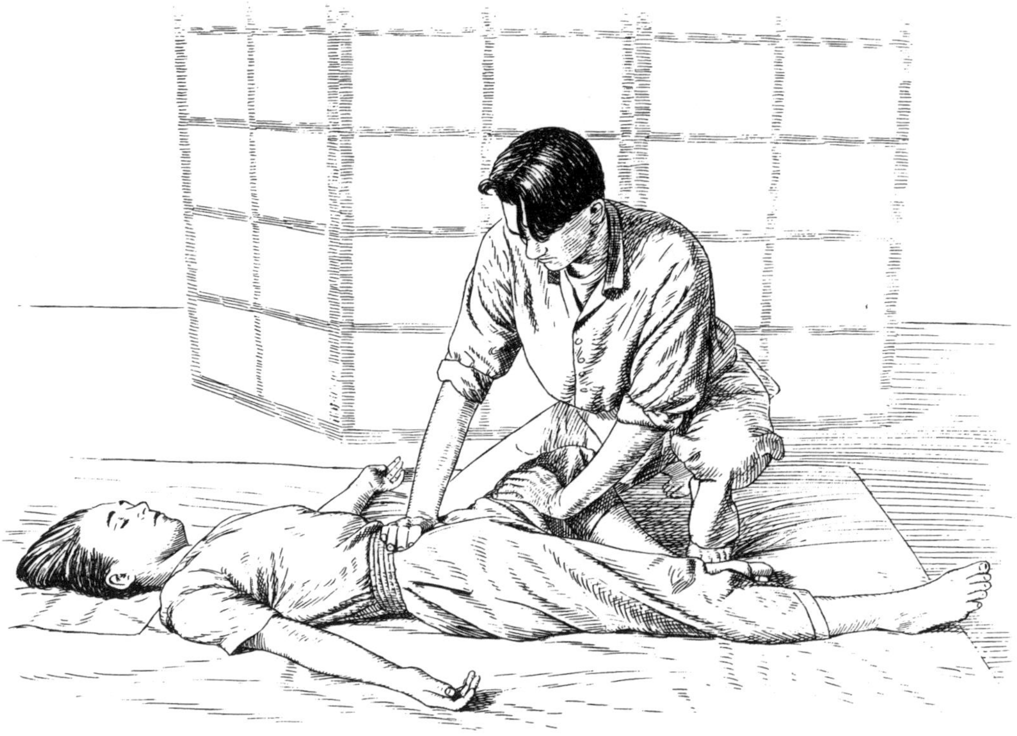

Behandlung des Leber-Meridians in der Rückenlage

Zunächst sitzen oder knien Sie vor dem Unterschenkel, die Ruhende Hand liegt auf dem Oberschenkel oder dort, wo der Meridian die Leiste überquert. Nachdem Sie vom Fuß bis zum Knie behandelt haben, halten Sie mit der Ruhenden Hand das Knie weit (und doch sanft) nach außen.

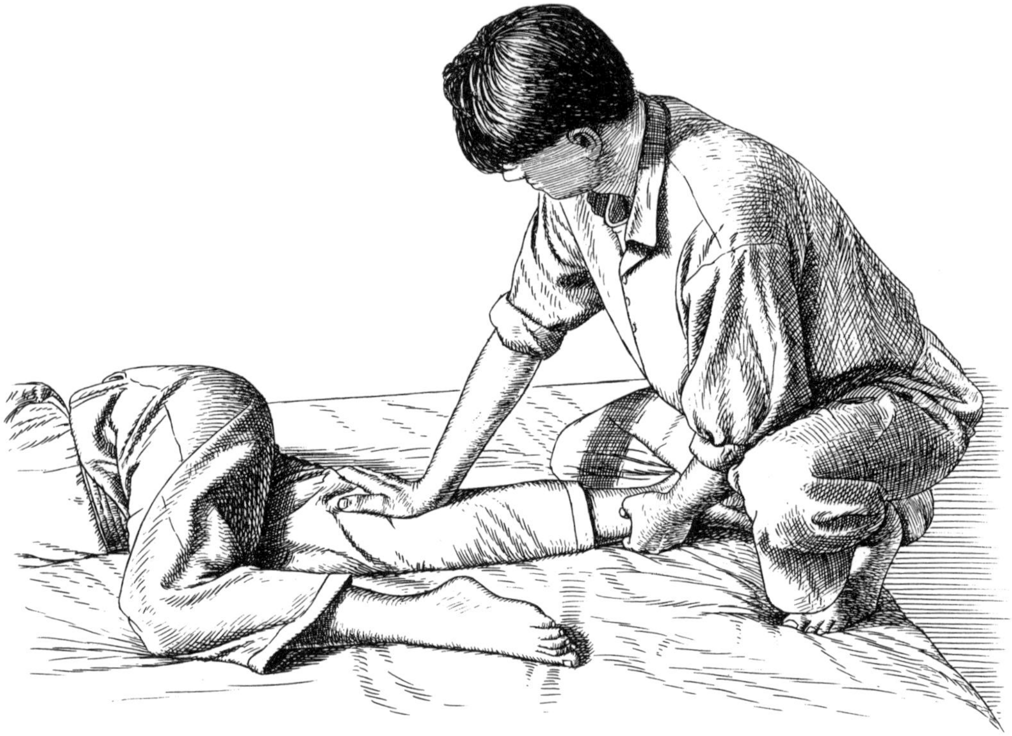

Behandlung des Leber-Meridians in der Seitenlage

Hierdurch wird die auf der Innenseite des Oberschenkels liegende Muskelgruppe, über die der Meridian läuft, nach oben weisen und gedehnt werden. In dieser Position wird die intime Innenseite des Oberschenkels geöffnet. Darum ist es erforderlich, dass Sie hier besonders rücksichtsvoll und einfühlend arbeiten und ggf. fragen, ob Sie dort berühren dürfen. Folgen Sie dem Meridian von der Innenseite des Knies nach oben. Dabei kann Ihr Knie oder Ihr Fuß den Oberschenkel des Partners unterstützen.

Um am Bauch arbeiten zu können, setzen Sie sich im Fersensitz neben das Becken und folgen dem Meridian mit dem Handballen oder den entspannten Handkanten.

Natürlich ist auch eine Behandlung in der *Seitenlage* möglich. Es kann jeweils das unten liegende Bein behandelt werden. Der Meridian tritt in dieser Position dem Behandler sehr offen entgegen. Sie müssen darauf achten, dass Sie vor dem Bein knien, um den Meridian senkrecht zur Körperoberfläche zu erreichen. Eine Behandlung des Meridians am Bauch ist in dieser Lage jedoch nicht möglich.

Wichtige Punkte auf dem Leberr-Meridian
(können in eine Behandlung des Meridians mit einbezogen werden)

(können bei einer Behandlung des Meridians mit benutzt werden)

Nr. 3 Zwischen dem 1. und 2. Mittelfußknochen, 2 Daumen oberhalb der »Schwimmhaut« zwischen der 1. und 2. Zehe.

Nr. 8 Am Kniegelenk, wie beschrieben.

Nr. 12 In der Leiste, wie beschrieben.

Nr. 14 Zwischen der 6. und 7. Rippe, wie beschrieben.

Großer Zentralmeridian

Zum Abschluss dieses Kapitels möchte ich noch zwei besondere Energie-Kanäle vorstellen, die zusammen als der Große Zentralmeridian bezeichnet werden. Ihre gemeinsame Aufgabe ist es, die Energien der 12 Hauptmeridiane zu verbinden und auszugleichen.

Konzeptionsgefäß

Auch Ren Mo (jap.) und »Der Große Mütterliche Strom« genannt. Er verbindet die Energien aller Yin-Meridiane und gleicht sie aus. Besondere Bedeutung hat er für die weiblichen Geschlechtsorgane, für Fruchtbarkeit und Empfängnis (daher sein Name). Er unterstützt die Fähigkeit, ruhig und offen zu sein, bereit zu empfangen, und ermöglicht spirituellen Frieden.

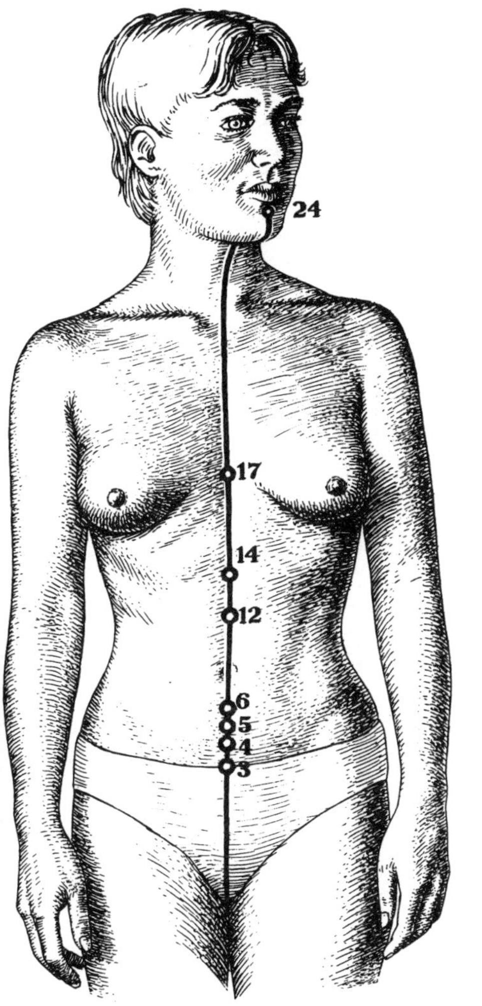

Verlauf des Konzeptionsgefäßes

Es verläuft auf der Vorderseite des Körpers in der Mittellinie von unten nach oben. Der Ausgangspunkt ist das Zentrum des Beckenbodens vor dem After. Es endet in der Grube unter der Unterlippe.

Wichtige Punkte

Nr. 3 1 Daumen oberhalb des Schambeines, Bo-Punkt der Blasen-Energie. (Bo-Punkte – chin. Mo – sind diagnostische Punkte auf der Vorderseite des Körpers, von denen einige auf dem Konzeptionsgefäß liegen.)

Nr. 4 2 Daumen oberhalb des Schambeines, Bo-Punkt der Dünndarm-Energie.

Nr. 5 3 Daumen oberhalb des Schambeines, Bo-Punkt der Dreifachen-Wärmer-Energie.

Nr. 6 1½ Daumen unterhalb des Nabels. In der Tiefe liegt hier das energetische Zentrum des Haras und des Menschen, auch Tan Den genannt.

Nr. 12 Auf dem Oberbauch, genau in der Mitte zwischen dem Nabel und dem unteren Ende des Brustbeins, Bo-Punkt der Magen-Energie.

Nr. 14 6 Daumen oberhalb des Nabels oder knapp unterhalb des Schwertfortsatzes am unteren Ende des Brustbeins, Bo-Punkt der Herz-Energie.

Nr. 17 Im Zentrum des Brustbeins in Höhe der Brustwarzen, Bo-Punkt der Perikard-Energie.

Behandlung des Konzeptionsgefäßes

Wie auch sonst im Shiatsu ist die eigene innere Ruhe Voraussetzung für eine wirksame Behandlung des Konzeptionsgefäßes. Sitzen Sie im Fersensitz neben Ihrem Partner und legen Sie eine Hand entspannt auf den Meridian im unteren Hara und folgen Sie mit der anderen ebenso entspannten Hand den Punkten 12, 14 und 17 zum oberen Brustbein oder auch anderen Stellen des Meridians, zu denen Sie sich hingezogen fühlen. Verweilen Sie an jedem dieser Punkte für einige Atemzüge. Genießen Sie die ausgleichende Wirkung, die eine solche Behandlung bei Ihrer Partnerin wie auch bei Ihnen selbst haben kann.

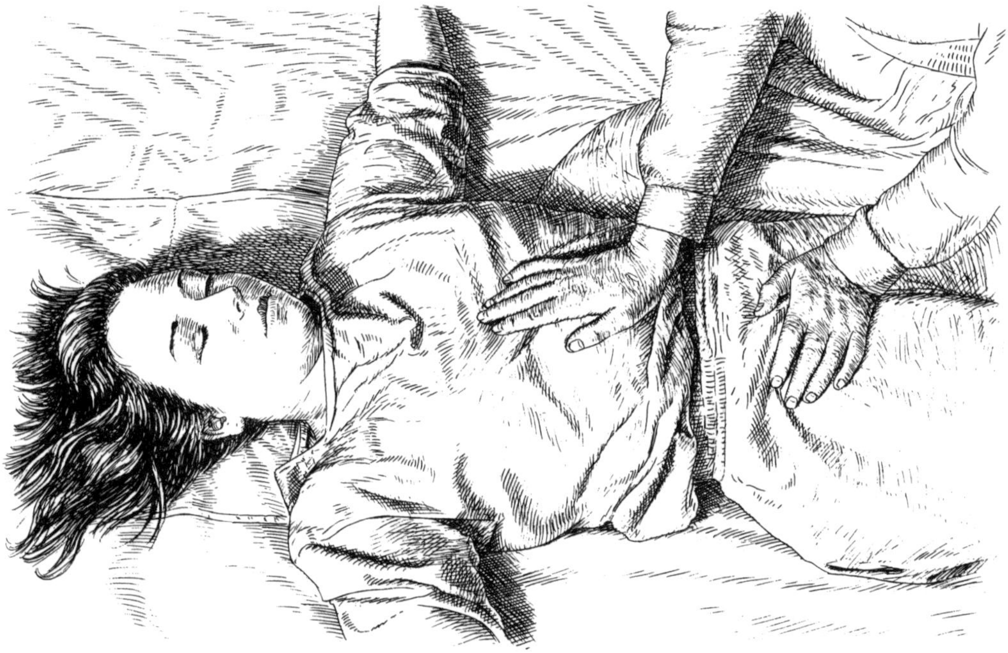

Zur Behandlung des Konzeptionsgefäßes gehen Sie mit dem Handballen die Mittellinie des Körpers hinauf

Lenkergefäß

Wird auch Du Mo genannt. Es verbindet die Energien aller Yang-Meridiane und gleicht sie aus. Es ist wichtig für die Funktionen der Wirbelsäule sowie von Muskeln und Nerven und garantiert die innere Stabilität in Belastungssituationen.

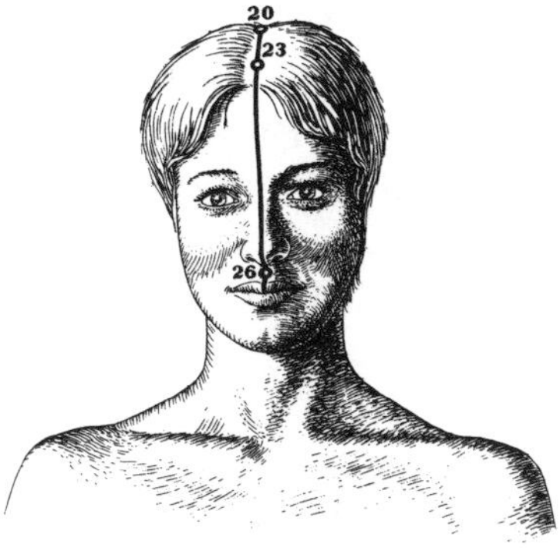

Verlauf des Lenkergefäßes

Das Lenkergefäß beginnt zwischen dem After und der Spitze des Steißbeins. Es läuft auf dem Rücken in der Mittellinie des Körpers nach oben zum Kopf. Auf dem Rücken liegen seine Punkte jeweils zwischen den Spitzen der Dornfortsätze der Wirbelkörper. Es überquert den Kopf von hinten nach vorn und endet am Oberkiefer, verdeckt durch die Oberlippe.

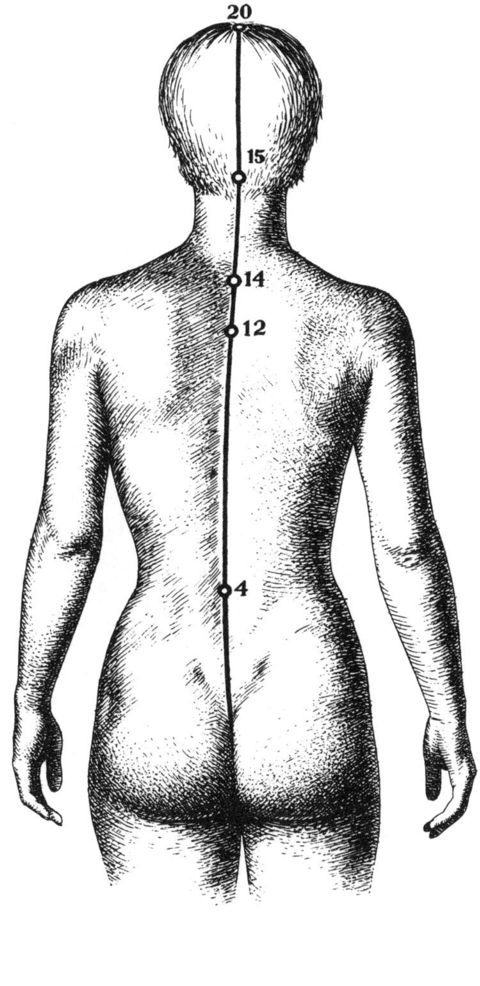

Wichtige Punkte
(können in eine Behandlung des Meridians mit einbezogen werden)

Nr. 4 Zwischen den Dornfortsätzen des 2. und 3. Lendenwirbels, auch Ming Men genannt, Bezug zur Basis-Energie der Nieren.

Nr. 12 Zwischen den Dornfortsätzen des 3. und 4. Brustwirbels, Bezug zur Herz- und Lungen-Energie.

Nr. 14 Zwischen den Dornfortsätzen des 1. Brustwirbels und des 7. Halswirbels.

Nr. 15 Am Übergang des Nackens zum Hinterkopf, in der Grube.

Nr. 20 Oben auf dem Kopf, im Schnittpunkt der Verbindungslinie der Ohrenspitzen mit der Mittellinie.

Nr. 23 Auf dem Kopf, 1 Daumen oberhalb des Haaransatzes über der Stirn.

Nr. 26 Zwischen Nase und Oberlippe, am Übergang zwischen dem oberen und dem mittleren Drittel dieser Strecke, Wiederbelebungspunkt.

Behandlung des Lenkergefäßes

Knien Sie bei der Rückenbehandlung zu Anfang neben Ihrer Partnerin. Ihre Behandlungsposition kann der Abbildung entsprechen oder Sie knien in einer hohen Position mit einem aufgestellten Fuß. Legen Sie nun die Ruhende Hand auf das Kreuzbeinund folgen Sie mit der anderen Hand dem Lenkergefäß auf der Wirbelsäule. Arbeiten Sie zuerst mit dem Handballen, dann mit dem Daumen. Lassen Sie Ihr entspanntes Gewicht wirken bei leichter Ausdehnung in Schultern und Armen.

Sie können auch im Fersensitz neben Ihrer Partnerin sitzen, die entspannte Ruhende Hand ohne größeren Druck auf das Kreuzbein legen, mit der ebenso entspannten anderen Hand dem Konzeptionsgefäß folgen und so das Kreuzbein mit den Punkten 4 bis 20 verbinden.

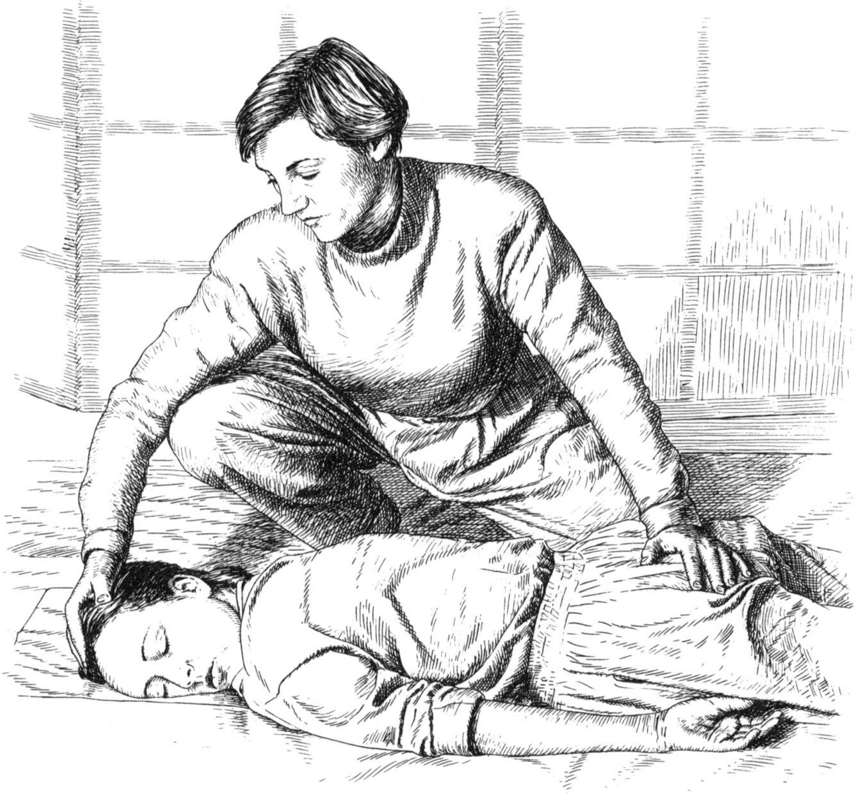

Behandlung des Lenkergefäßes

10 Wie Technik zu Shiatsu wird

Shiatsu-Ganzkörperbehandlung

Nachdem Sie nun die einzelnen Meridiane kennengelernt haben, können sich sehr gute Behandlungen daraus ergeben, dass Sie an einem Meridian allein in der angegebenen Weise arbeiten.

Zu Shiatsu wird die Sache allerdings erst, wenn die einzelnen Techniken in eine Behandlung des ganzen Körpers zusammenfließen. Zu der Arbeit an einem, zwei oder drei Meridianen kommen die Techniken für Hände, Füße, Kopf und Nacken, den Rücken, das Hara und die Rotationen von Armen und Beinen. Die Kunst besteht darin, alle diese Bausteine so zu einem harmonischen Ganzen zusammenzufügen, dass Ihre Partnerin dies als einen *Behandlungsfluss* erlebt. Entsprechend den von Ihnen gewählten Meridianen und den Bedürfnissen der jeweiligen Person wird jede Behandlung anders aufgebaut sein.

Mit den Meridianübungen, die Sie im folgenden Kapitel kennenlernen, haben Sie als Anfänger ein wenn auch einfaches, so doch wertvolles diagnostisches Mittel an der Hand. Mit ihrer Hilfe können Sie leicht eine Auswahl von Meridianen treffen, die Sie behandeln wollen (siehe den Hinweis zur Meridian-Diagnose am Ende des Kapitels 11, Seite 183).

Am Anfang bietet es sich an, das Ganzkörper-Shiatsu mit einer Rückenbehandlung in der Bauchlage zu beginnen. Dies zum einen, weil die allgemeinen Rückentechniken einfach und trotzdem sehr effektiv sind. Darüberhinaus wird die behandelte Person sich geschützter fühlen, wenn Sie an der Yang-Seite ihres Körpers beginnen.

Behandeln Sie dann lediglich ein oder zwei Meridiane Ihrer Wahl in Bauch-, Seiten- bzw. Rückenlage. Lassen Sie die Rotationen und die Arbeit an Händen und Füßen harmonisch einfließen. Die Arbeit an Kopf und Nacken hat eine außerordentliche Wirkung auf den ganzen Organismus. Manchmal ist es sinnvoll, diese an das Ende zu setzen, da Energien, die während einer Behandlung frei werden, sich oftmals in dieser Region festsetzen und sich durch Nacken-, Kopf- und Gesicht-Shiatsu wieder lösen können. (Hat Ihr Partner gerade Kopfschmerzen, so sollten Sie die Behandlung jedoch nicht am Kopf beenden.) Für das Hara sollten Sie sich Zeit nehmen. Kehren Sie auch zwischen den einzelnen Meridianen mehrmals dorthin zurück. Sie betonen das Zentrum Ihrer Partnerin, wenn Ihre Hände das Hara zum Abschluss für einige Augenblicke halten.

Fortgeschrittenes Shiatsu

Die Techniken, die Sie in diesem Buch finden, wurden sorgfältig für den Anfänger ausgesucht. Im Rahmen einer Shiatsu-Ausbildung werden Sie trotzdem feststellen, dass Ihr Lehrer die Meridiane mit abgewandelten, vielleicht sogar völlig anderen Techniken und Positionen als den hier dargestellten behandelt. Das ist nicht verwunderlich, bietet doch Shiatsu eine unendliche Zahl von Möglichkeiten. Der erfahrene Shiatsu-Behandler wird darüber hinaus immer wieder neue, eigene Techniken »erfinden«, die möglicherweise nur für diesen einen Menschen in diesem Augenblick sinnvoll sind.

Im weiteren werden sich Ihnen mit dem Studium der Fünf Wandlungsphasen im Rahmen einer Shiatsu-Ausbildung völlig neue Möglichkeiten eröffnen, über den Körper die Lebenssituation Ihrer Partnerin zu verstehen und ihre energetische Situation einzuschätzen. Hiermit und mit den verschiedenen Diagnosewegen im Shiatsu – wie die Yu-Punkt-Diagnose, die Hara- oder die Rücken-Diagnose – werden Sie ein klares Bild davon bekommen, welche energetischen Organe und die dazu gehörigen Meridiane besonders behandlungsbedürftig sind. Auf diese Weise wird Ihr Shiatsu gezielter und wirksamer werden.

Sie werden lernen, die energetischen Zustände von Meridianen und auch Körperregionen als Fülle *(jitsu)* und Leere (*kyo*) wahrzunehmen. Mit den speziellen Techniken, die sich für solch unterschiedliche Situationen anbieten, erhalten Sie eine praktisch unendliche Vielzahl von Behandlungsmöglichkeiten, mit der Sie auf die Bedürfnisse eines jeden Menschen eingehen können.

Schließlich werden Sie entdecken, dass Shiatsu nicht nur aus der Behandlung von Meridianen besteht. Oft wird es das Richtige sein, die Meridiane zu vergessen und dort zu arbeiten, wo Sie sich hingezogen fühlen, mit Techniken, die allein in dieser Situation angebracht sind. Diese Seite des Shiatsu ist jedoch in keinem Buch zu vermitteln. Wieder bedarf es eines persönlichen Lehrers und vor allem viel praktischer Shiatsu-Erfahrung, die unserer Intuition Raum zur Entfaltung gibt und uns wissen lässt, was in einem solchen Augenblick das Richtige ist.

11 Sechs Übungen zur Förderung des Energieflusses in den Meridianen

Diese sechs Übungen zielen darauf ab, den Fluss der Meridian-Energien in unserem Körper zu stimulieren. Sie wurden von Shizuto Masunaga vorgeschlagen. In seinem Buch *Meridian Dehnübungen* hat er eingehend diese sechs Grundübungen sowie zahlreiche Ergänzungen und Variationen besprochen.
Es sind keine Sportübungen. Das heißt, es kommt nicht darauf an, dass Sie sich oder anderen beweisen, wie gelenkig Sie sind. Machen Sie es sich zum Ziel, den Punkt zu finden, an dem Sie einerseits Ihre Möglichkeiten nahezu ausschöpfen, andererseits aber noch ruhig und entspannt atmen können. Sobald Sie innerlich verkrampfen, ist der Sinn dieser Übungen verloren. Bleiben Sie entspannt und konzentrieren Sie sich auf die Spannungslinien (wie es auf den folgenden Seiten erklärt wird), und Sie werden sehen, wie Ihre Beweglichkeit von selbst zunimmt. Sie brauchen nur zu folgen.

Bevor Sie nun mit den eigentlichen Übungen beginnen, wählen Sie einen geeigneten Ort hierfür und stellen sich für einen Augenblick hin, nur, um Ihrem entspannten Atem zuzuschauen.
Ihre Füße können dabei schulterbreit auseinander sein oder auch etwas weniger. Ihre Hände befinden sich mit den Innenflächen nach oben vor Ihrem Bauch unterhalb des Bauchnabels, so dass die Finger der linken Hand auf denen der rechten liegen.

Schauen Sie Ihrem Atem zu, ohne ihn irgendwohin zwingen zu wollen. Früher oder später wird es Ihnen passieren, dass Ihre Atmung in Ihr Hara fließt und Sie sich Ihres Zentrums bewusst werden. Dies geschieht von selbst. Versuchen Sie nicht, es künstlich herbeizuführen, dadurch würden Sie es nur verhindern.

Vorübung

Setzen Sie sich nun in eine bequeme Position oder legen Sie sich einfach hin. Sie fühlen sich wohl und beobachten die Veränderungen in Ihrem Körper während der Atmung.
Besonders wichtig ist die Ausatmung. Es ist die Zeit der Entspannung. In dieser Atemphase kommt stagnierende Energie in uns zum Fluss. Atmen Sie im Folgenden ruhig und gleichmäßig aus. Am besten, Sie überlassen sich dabei völlig Ihrem Körper, der atmet ganz von selbst aus. Das fühlt sich etwa so an, als ob aus einem Ballon sanft Luft entweicht. Sie fühlen sich leichter und freier.

Bei der Einatmung hingegen nehmen Sie wahr, wie sich Ki in Ihrem Hara ansammelt. Dies geschieht wieder ganz von selbst. Ihre Aufmerksamkeit im Hara lenkt den Atem dorthin, ohne dass Sie dies erzwingen müssten. Mit der weiteren Einatmung breitet sich das Ki aus dem Hara in den Brustkorb, in Arme und Kopf sowie in die Beine aus. Beobachten Sie diese Ausbreitung. Ihr Körper fühlt sich voller und energiegeladener an. Atmen Sie eine Zeitlang in dieser einfachen Weise und werden Sie vertraut mit dem An- und Abschwellen Ihres Körpers im Rhythmus der Atmung. Wenden Sie diese Technik an, während Sie die folgenden Übungen durchführen.

Übung für Lungen- und Dickdarm-Meridian (Metall-Element)

Diese Übung wird im Stehen durchgeführt. Schließen Sie sie gleich an die Vorübung an.

Dazu stehen Sie mit den Füßen etwas mehr als schulterweit auseinander. Die Füße können parallel stehen oder mit den Zehen ein wenig nach außen weisen. Hinter Ihrem Rücken haken Sie Ihre Daumen (Lunge) ineinander, strecken die Zeigefinger (Dickdarm) und bilden mit dem Rest der Hand eine lose Faust.

Zunächst atmen Sie tief ein, füllen vor allem den oberen Brustkorb, wo viel Lungenenergie präsent ist, mit Luft. Mit der Ausatmung beugen Sie sich dann weit nach vorn und unten, wobei Ihre Arme und verschränkten Hände so weit wie möglich über Ihren Kopf nach vorn gehen. Die Arme sind jetzt durchgestreckt, ebenso die Beine. Mit den Füßen bleiben Sie ganz auf dem Boden, das Gewicht kann aber leicht auf den Vorfuß verlagert werden.

Ich darf Sie darauf hinweisen, dass sich jetzt wahrscheinlich die Innenflächen Ihrer Hände einander angenähert haben, so dass sie einen Winkel bilden. Versuchen Sie, Ihre Arme so zu drehen, dass die Handflächen etwa in einer Ebene liegen. Sicherlich spüren Sie jetzt eine zusätzliche Dehnung in den Oberarmen und Schultern. Die ist erwünscht.

Bleiben Sie nun für einige (7–12) ruhige und tiefe Atemzüge in dieser Position stehen. Entspannen Sie den Beckenboden. Atmen Sie dabei in der Weise der Vorübung.

Jetzt richten Sie Ihre Aufmerksamkeit auf die Stellen des Körpers, in denen Sie Anspannung fühlen. Bei dieser Übung werden Sie sie meist als Linien in den Rückseiten der Beine, im (unteren) Rücken und in den Armen wahrnehmen.

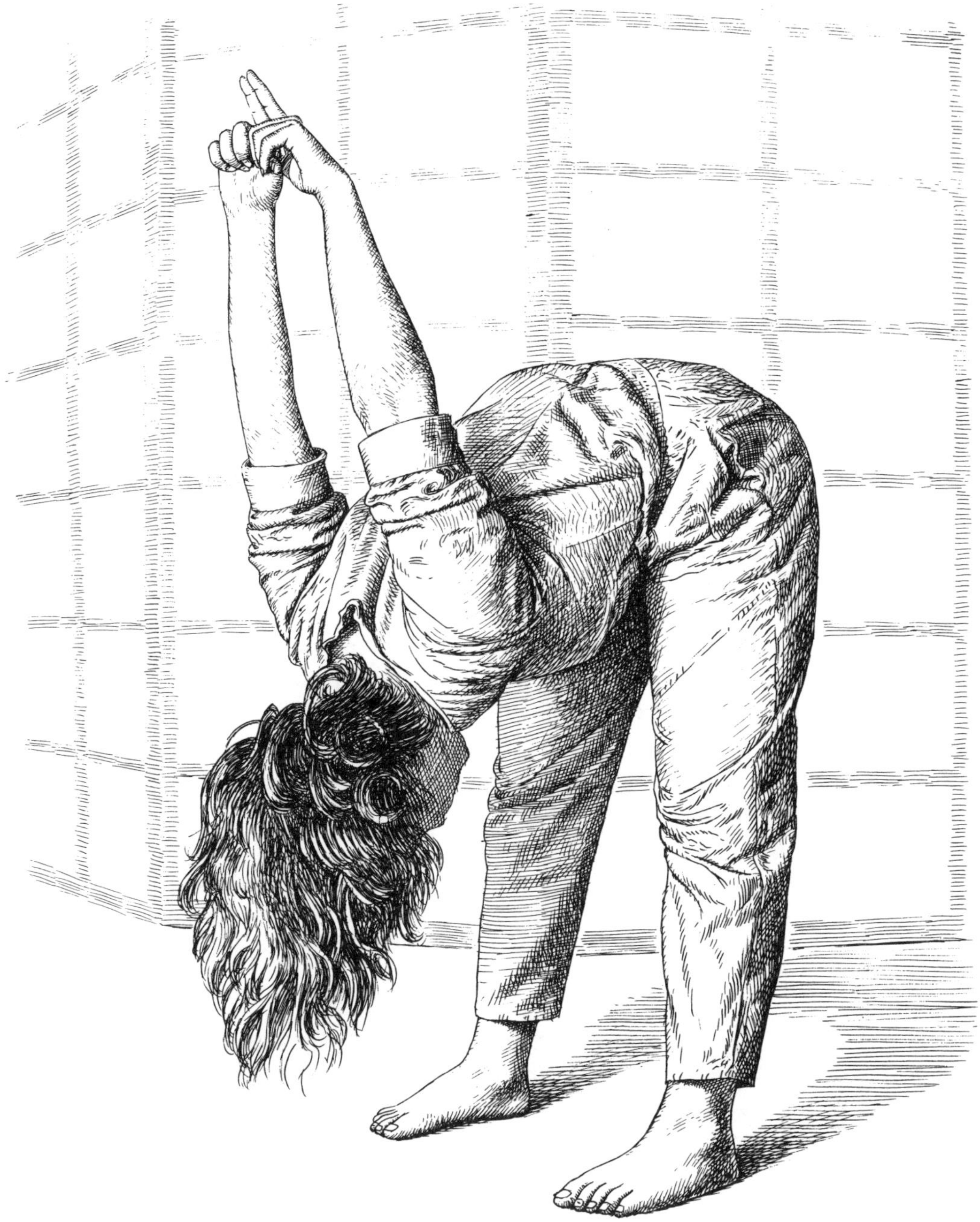

Die Übung für Lungen- und Dickdarm-Meridian

Beobachten Sie, wie diese Spannungslinien mit der Ausatmung nachlassen und bei der nächsten Einatmung, wenn Ki sich aus dem Hara in Brustkorb, Arme und Beine ausbreitet, wieder deutlicher wahrnehmbar werden.

Sie sehen, es kommt bei diesen Übungen nicht darauf an, möglichst weit zu kommen (obwohl Sie sich Ihrer persönlichen Grenze nähern sollten), sondern mit Ein- und Ausatmung die Spannungslinien zu beobachten. Sie werden bemerken, dass als Nebeneffekt Ihnen die Übungen schon nach wenigen Atemzügen leichter fallen.

Mit der letzten Ausatmung richten Sie sich dann langsam wieder auf. Haken Sie die Daumen noch einmal ein, dieses Mal jedoch andersherum, und führen Sie die Übung noch einmal durch.

Übung für Magen- und Milz-Meridian (Erd-Element)

Für diese Übung setzen Sie sich zunächst in den Fersensitz, Ihre Knie sind etwa so weit voneinander entfernt, dass Sie eine Faust dazwischen legen können. Sie sitzen gerade und atmen ruhig.

Nun lehnen Sie sich zurück und stützen sich auf Ihre Ellenbogen. Wenn dies nicht gehen sollte (zum Beispiel, weil die Spannung in den Oberschenkeln zu groß wird oder das Kreuz schmerzt), dann stützen Sie sich auf Ihre Hände. Im Augenblick ist dies dann Ihre Position in dieser Übung. Wenn Sie sie einige Male ausgeführt haben, werden Sie sicherlich bald auf Ihre Ellenbogen kommen.
Gleich, in welcher Position Sie jetzt sitzen: Spüren Sie die Spannung in den Oberschenkeln und geben Sie ihr nach, indem Sie Ihre Beine loslassen. Hilfreich ist oft die Vorstellung, dass die Beine dahintreiben, vielleicht wie Baumstämme auf dem Wasser.

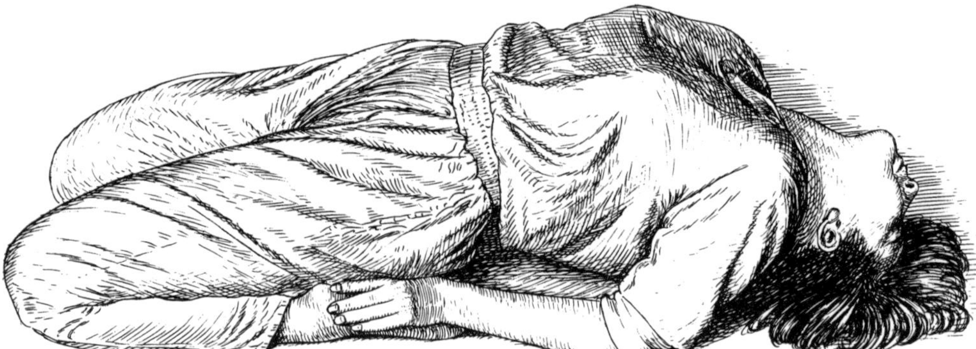

Die Übung für Magen- und Milz-Meridian

Wenn Sie so ganz entspannt sitzen und atmen können (und nur dann), gehen Sie in die zweite Stufe der Übung: Lehnen Sie sich noch weiter zurück, bis Sie sich auf Ihren Hinterkopf aufstützen. Ihr Rücken bildet jetzt eine Brücke. Wenn nötig, dürfen die Fersen jetzt auseinanderweichen und das Gesäß dazwischen sinken. Allerdings sollten die Knie nicht so weit auseinandergehen.

Durch die Spannung in den Oberschenkeln verlassen die Knie hier häufig den Boden. Das ist vollkommen in Ordnung, solange es nicht zu extrem wird, solange es im Kreuz nicht weh tut und solange Sie loslassen und ruhig ein- und ausatmen können. Wieder hilft die Vorstellung von den auf dem Wasser treibenden Baumstämmen.

Wenn Sie auch diese Stellung mühelos einnehmen können (und nur dann), legen Sie sich langsam ganz auf den Rücken. Achten Sie darauf, dass das Kreuz nicht überstreckt wird und dass Sie ruhig und entspannt atmen können. Wenn das nicht geht, kehren Sie wieder in die vorherige Position zurück. Ihre Arme führen Sie über den Kopf und verschränken die Finger, die Handrücken weisen dabei vom Kopf weg.

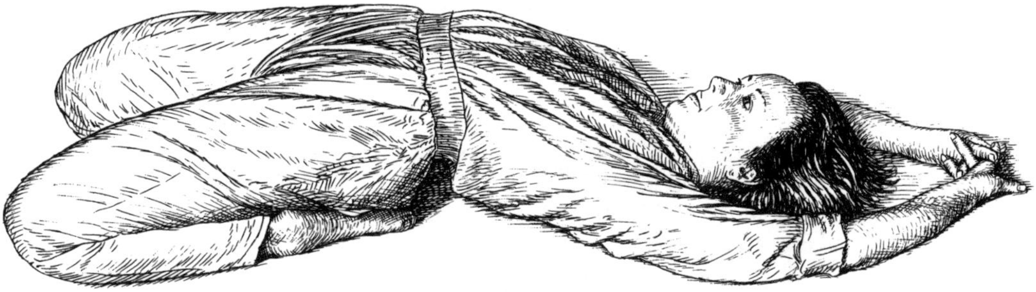

Erweiterte Übung für Magen- und Milz-Meridian

Ganz gleich, welche dieser drei Stufen Ihre persönliche ist, atmen Sie ruhig ein und aus und achten Sie auf die Spannungslinien, die bei dieser Übung auf den Vorderseiten von Rumpf und Beinen und in den Armen zu spüren sind. Sie nehmen hier den Magen- und teilweise auch den Milz-Meridian wahr. Entspannen Sie und beobachten Sie, wie mit dem Rhythmus der Atmung diese Linien deutlicher werden und wieder nachlassen.
Mit der letzten Ausatmung richten Sie sich langsam wieder auf. Vermeiden Sie, dies mit einem Ruck zu tun. Kehren Sie vielmehr, indem Sie nacheinander kurz durch alle Stufen gehen, zur Ausgangsposition zurück.

In den Fersensitz zurückgekehrt legen Sie Ihren Oberkörper auf die Oberschenkel ab und entspannen so bewusst Kreuz- und Lendenregion. Vielleicht mögen Sie sich mit losen Fäusten oder mit den Handrücken dorthin klopfen, um durch eine eventuelle Überdehnung entstandene Blockierungen gleich wieder aufzulösen.

Übung für Herz- und Dünndarm-Meridian (Feuer-Element)

Setzen Sie sich auf den Boden, legen Sie Ihre Fußsohlen aneinander und lassen Sie die Knie zur Seite fallen. Mit den Händen umgreifen Sie die Vorfüße, und während Sie sich nun vorbeugen, ziehen Sie den Herz- und Solarplexus-Bereich Ihres Körpers leicht in Richtung Ihrer Füße. Die Leisten werden so geöffnet und Sie spüren deutlich die Dehnung dort. Ihre Ellenbogen befinden sich vor den Unterschenkeln und zielen nach vorn und nach unten. Hierdurch entstehen im Verlauf von Ober- und Unterarmen eine leichte Dehnung. Sie können Herz- und Dünndarm-Meridian spüren.

Es entsteht eine nach vorn gerichtete Bewegung des Rumpfes auf die Füße zu. Sie nähern Ihr Herz Ihren Händen und Füßen. Dabei bleibt der Rücken weitgehend gerade (wenn auch nicht starr!), der Nacken bildet eine entspannte Verlängerung der Wirbelsäule und Ihr Blick ruht vor Ihren Füßen auf dem Boden.

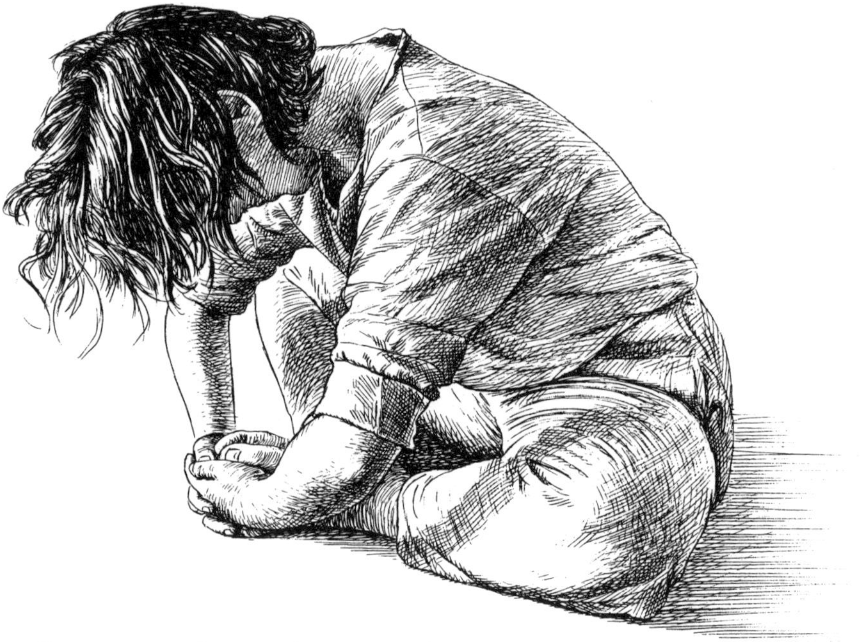

Die Übung für Herz- und Dünndarm-Meridian

Sitzen Sie entspannt in dieser Position und spüren Sie mit der Atmung dem rhythmischen An- und Abschwellen der Spannung in den Armen, im Rücken, in Leisten und Beinen nach. Mit jeder Einatmung wird der Raum, den Ihr Körper jetzt bildet, voller werden und sich leicht ausdehnen. Mit jeder Ausatmung wird er ein wenig leerer werden und damit entspannter. Mit der letzten Ausatmung richten Sie sich langsam wieder auf.

Übung für Blasen- und Nieren-Meridian (Wasser-Element)

Setzen Sie sich mit ausgestreckten Beinen auf den Boden. Die Füße sollten dabei etwas zurückgezogen sein und die Zehen nach oben weisen. Ihre Fersen schieben Sie von Ihrem Becken weg, sie liegen dicht beieinander.

Nun strecken Sie Ihre Arme nach oben, verschränken die Finger ineinander und drehen die Hände so, dass die Handflächen nach außen zeigen. Dann beugen Sie sich aus der Leiste weit nach vorn vor, die Arme strecken sich horizontal zum Erdboden in Richtung der Füße. Auch wenn Sie mit Ihren Händen Ihre Füße nicht erreichen können, stellen Sie sich eine solche Verbindung vor. Lassen sie ganz bewusst in Ihrem Kreuzbein los.

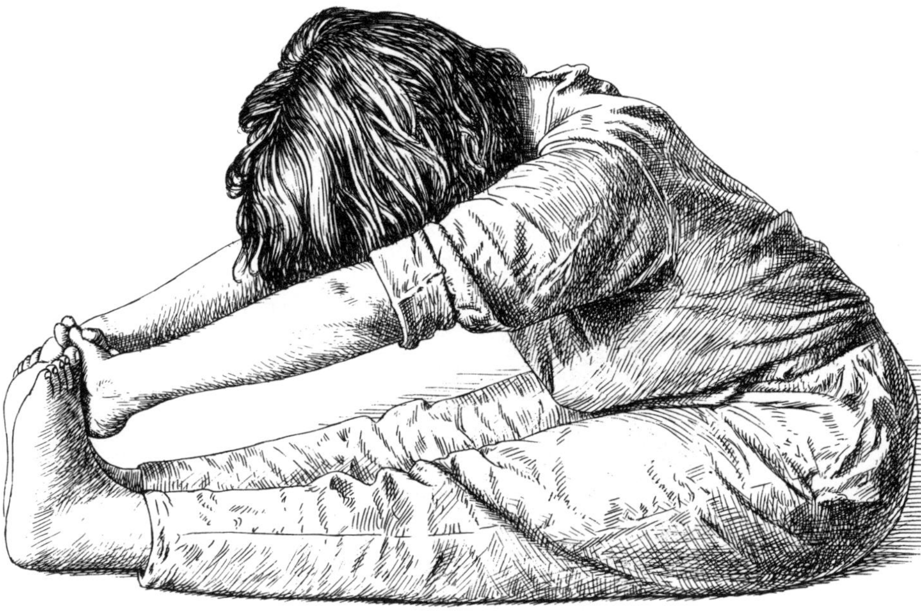

Die Übung für Blasen- und Nieren-Meridian

Wenn Sie so die für Sie optimale Position gefunden haben, strecken Sie den Rücken (vor allem im Lendenbereich) ein wenig gerader, so dass die Vorbeugung wirklich aus der Leiste kommt. Lassen Sie die Dehnung in den Kniekehlen zu. Stellen Sie sich vor, dass Ihre Kniekehlen sich sowohl zu den Füßen und als auch zum Becken hin ausdehnen.

Erzwingen Sie nichts! Wichtig ist, dass auch weiterhin eine leichte und entspannte Atmung aus dem Hara möglich ist und Sie sich dem An- und Abschwellen der Spannungslinien überlassen können (dieses Mal in den Rückseiten der Beine, im Rücken – vor allem im Kreuz – und in den Armen). Nach 5-7 ruhigen Atemzügen richten Sie sich mit der Ausatmung wieder auf.

Übung für Perikard- und Dreifachen Wärmer-Meridian (Feuer-Element)

Diese Übung kann wundervoll entspannend wirken. Setzen Sie sich in den Schneidersitz auf den Boden (Sie können auch den Lotussitz oder den Halblotussitz einnehmen, wenn Sie eine dieser Positionen beherrschen). Fassen Sie nach vorn und außen um die Knie und beugen Sie sich vor. Ihr Rücken darf dabei rund werden. Ziehen Sie die Knie mit den Händen leicht zueinander und verstärken Sie die Vorbeugung. Beobachten Sie dabei, wie sich in Ihrem Rücken der Bereich zwischen den Schulterblättern öffnet. Bleiben Sie mit beiden »Sitzbeinen« (untere Beckenknochen) auf dem Boden.

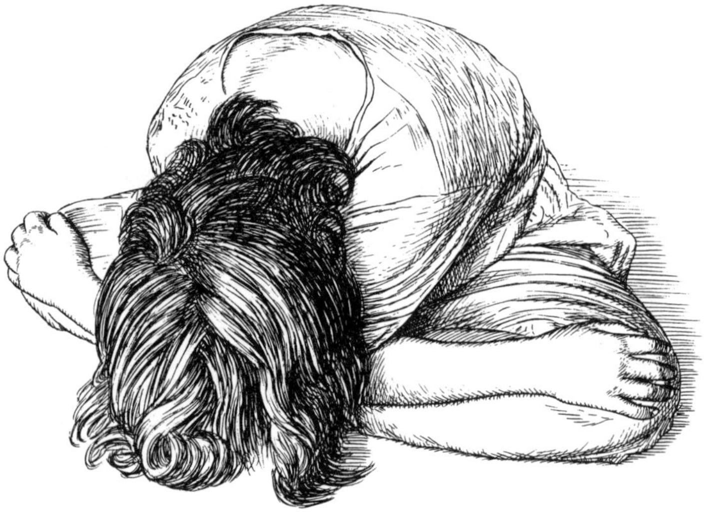

Die Übung für Perikard- und Dreifachen Wärmer-Meridian

Die Figur dieser Übung ist ein Kreis, bzw. ein runder Raum. Ihr Bewusstsein lenken Sie ins Hara oder ins Brustbein zum Punkt Konzeptionsgefäß Nr. 17. Mit ruhiger und gelassener Ein- und Ausatmung erleben Sie die Zu- und Abnahme der Spannung in Beinen, Gesäß, Rücken und Armen.
Nach einigen ruhigen Atemzügen richten Sie sich wieder auf und wiederholen die Übung mit andersherum übereinandergeschlagenen Armen und Beinen.

Wenn diese Übung Ihnen vertraut geworden ist, probieren Sie doch einmal folgende Variation:
Sie umfassen bei weitem Vorbeugen nicht Ihre Knie, sondern legen Ihre Hände und Unterarme auf dem Boden ab. Beugen Sie die Hände nun so zurück, dass die Innenseiten der Handgelenke gedehnt werden. Nach ein paar Atemzügen beugen Sie Ihre Hände in die andere Richtung, die die Rückseiten der Handgelenke dehnt.

Beobachten Sie die – zunächst subtile – Wirkung, die diese Übung einmal mit der Dehnung der Innenseite und dann mit der Dehnung der Rückseite der Handgelenke auf Ihren Körper hat.

Übung für Gallenblasen- und Leber-Meridian (Holz-Element)

Sie sitzen auf dem Boden und grätschen die Beine so weit auseinander, wie Sie die Knie noch durchgestreckt halten können. Noch einmal: Versuchen Sie nichts zu erzwingen. Spreizen Sie die Beine lieber ein klein wenig geringer, wenn Sie sie dann besser strecken und entspannter atmen können.

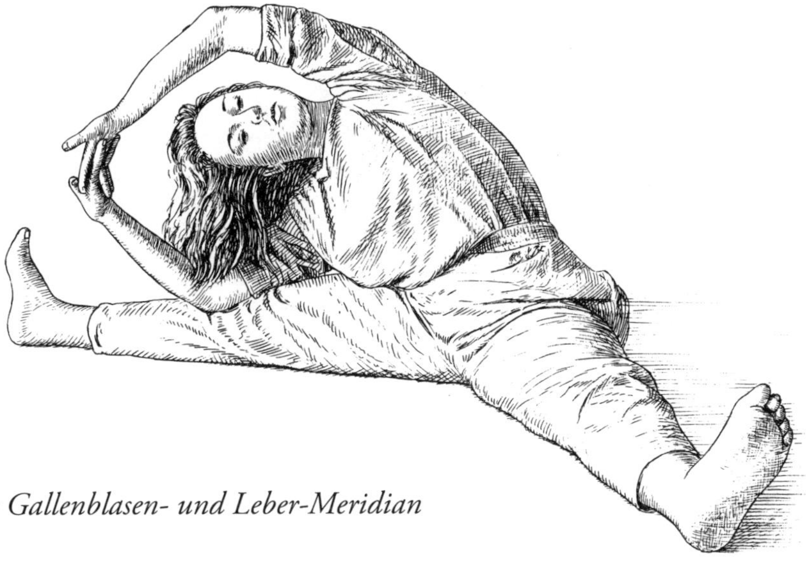

Die Übung für Gallenblasen- und Leber-Meridian

Zunächst strecken Sie Ihre Arme mit verschränkten Fingern und nach außen gedrehten Handflächen nach oben. Dann neigen Sie Ihren Rumpf weit über das linke oder rechte Bein (zur leichteren Seite zuerst). Dabei weist die eine Seite des Körpers nach oben, öffnet und dehnt sich. Ihr Blick geht geradeaus ins Unendliche.

Den Fuß, zu dem Sie sich neigen, lassen Sie nicht zur Seite fallen, sondern ziehen ihn im Fußgelenk zurück, so dass die Zehen nach oben weisen. Stellen Sie sich vor, dass die Hand Ihres oberen Armes sich mit diesem Fuß verbindet, so dass Arm, Bein und Rumpf einen langgezogenen Kreis bilden.

Atmen Sie entspannt und ruhig und überlassen Sie sich der Dehnung in der Seite des Rumpfes, im Arm und im Bein, zu dem Sie sich neigen – und auch in der Innenseite des anderen Beines. Beobachten Sie, wie mit Ein- und Ausatmung Ihr Körper sich voller und leerer anfühlt und die Dehnung zu- und abnimmt.

Mit einer Ausatmung richten Sie sich wieder auf, strecken wie zu Anfang Ihre Arme nach oben und neigen sich dann zur anderen Seite. Führen Sie die Übung hier in der gleichen Weise durch.

Nachdem Sie sich erneut aufgerichtet haben, beugen Sie sich mit gestreckten Armen aus der Hüfte vor, die Innenflächen der verschränkten Hände zeigen nach außen. Ihre Beine sind weiter gespreizt, die Knie gestreckt, die Füße fallen jetzt von selbst zur Seite.

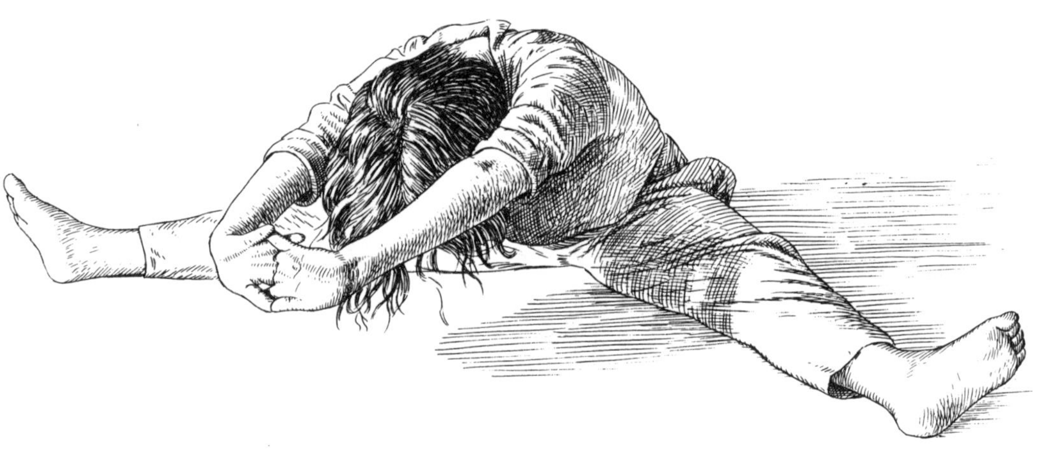

Erweiterte Übung für Gallenblasen- und Leber-Meridian

Achten Sie darauf, dass Ihr Rücken nicht zu rund wird. Stellen Sie sich vor, dass er gerade wäre, beinahe wie eine Tischplatte. Nun fällt es Ihnen leicht, ihn noch ein wenig mehr zu strecken. Auf diese Weise erfolgt Ihr Vorbeugen noch weiter aus der Hüfte.

Entspannen Sie sich und überlassen Sie sich ganz dem An- und Abschwellen der Spannung vor allem in den Innenseiten der Beine, aber auch im Rücken und den Armen. Mit der letzten Ausatmung richten Sie sich langsam wieder auf.

Zum Abschluss dieser Übungen setzen Sie sich noch einige Augenblicke in den Fersen- oder Schneidersitz. Sie atmen entspannt und gleichmäßig und spüren der Wirkung der Übungen in Ihrem Körper nach.

Sie können sich auch einfach auf den Boden legen mit leicht abgespreizten Armen und Beinen sowie nach oben weisenden Handflächen. Schließen Sie die Augen.

Meridian-Diagnose

Das folgende einfache Verfahren zur Meridian-Diagnose hat Masunaga vorgeschlagen:

Nachdem Sie die Übungen kennengelernt und einige Male für sich selbst ausprobiert haben, können Sie sie mit Ihrem Shiatsu-Partner zusammen machen. Die Art und Weise, in der er die Übungen macht, welche ihm leicht und welche ihm schwerfällt, welche angenehm und welche unangenehm ist, gibt einen Hinweis auf stagnierende Meridian-Energie. Fragen Sie darum anschließend nach den beiden Übungen, die ihm besonders schwerfielen oder in einer anderen Weise »unter die Haut gingen« (das kann durchaus auch angenehm sein). Die Meridiane, die durch die beiden angegebenen Übungen stimuliert werden (beziehungsweise eine Auswahl hieraus) wählen Sie für Ihre Shiatsu-Behandlung.

12 Literaturhinweise

Bücher und DVD für Shiatsu-Lernende:

Carola Beresford-Cook: *Shiatsu – Grundlagen und Praxis*, Elsevier Verlag 2021
Shizuto Masunaga: *Das Große Buch der Heilung durch Shiatsu*, O.W. Barth 2010
Wilfried Rappenecker: *YU Sen – Die Shiatsu DVD für Anfänger*, F. Hübner Verlag, 2009

Fünf Wandlungsphasen:

Wilfried Rappenecker: *Fünf Elemente und zwölf Meridiane – Ein Handbuch für Shiatsu, Akupunktur und Körperarbeit*, Bacopa Verlag, 17. Auflage 2022
Wilfried Rappenecker: *Five Elements and Twelve Meridians – A Handbook for Shiatsu and Holistic Bodywork*, BacopaVerlag 2021
Mike Mandl: *Fünf Elemente – das beliebte chinesische Analogie-System verstehen*, Bacopa Verlag 2020

Ausgezeichnete Beschreibungen der traditionellen Verläufe befinden sich in jedem guten Akupunkturbuch, z. B. in:

Carl-Hermann Hempen: *DTV-Atlas zur Akupunktur*, DTV 2009

Beschreibungen der Meridian-Verläufe nach Masunaga:

Wilfried Rappenecker, Meike Kockrick:
ATLAS SHIATSU – Die Meridiane des Zen-Shiatsu
Elsevier Verlag 2024

Meridianübungen:

Shizuto Masunaga: *Meridian Dehnübungen*, F. Hübner Verlag 2003

Traditionelle Chinesische Medizin:

Ted. J. Kaptchuk: *Das Große Buch der Chinesischen Medizin*, Knaur 2010

Tao:

Lao Tse: *Tao Te King*, Reclam 2021

13 Shiatsu-Schulen im deutschsprachigen Raum

Es gibt heute im deutschsprachigen Raum zahlreiche Möglichkeiten, Shiatsu fundiert und bei erfahrenen LehrerInnen zu lernen. Die nötigen Informationen erhalten Sie am besten, wenn Sie sich an eine der drei nationalen Shiatsu-Gesellschaften wenden, nämlich die Gesellschaft für Shiatsu in Deutschland (GSD) e.V., die Shiatsu-Gesellschaft Schweiz (SGS) oder an den Österreichischen Dachverband für Shiatsu.

Diese drei Vereinigungen von Shiatsu-Lehrenden und -Praktizierenden haben sich das Ziel gesetzt, die Qualität von Shiatsu-Ausbildungen im jeweiligen Land zu fördern. Ihre Empfehlungen können deshalb eine wertvolle Hilfe sein auf der Suche nach einer guten Shiatsu-Ausbildung.

Sie können sich gerne mündlich oder schriftlich an eine der folgenden Adressen wenden:

Schule für Shiatsu Hamburg
Birte Ernestus-Holtkamp
Oelkersallee 33, D 22769 Hamburg
Tel.: +49 40 430 188 5
schule@fuer-shiatsu.de   www.schule-fuer-shiatsu.de

Gesellschaft für Shiatsu in Deutschland (GSD) e.V.
Eimsbütteler Str. 53-55, D 22769 Hamburg
Tel.: +49 40 85 50 67 36
info@shiatsu-gsd.de   www.shiatsu-gsd.de

Shiatsu-Gesellschaft Schweiz (SGS)
Etzelmatt 5, CH 5430 Wettingen
Tel. +41 56 427 15 73
gs@shiatsuverband.ch   www.shiatsuverband.ch

Österreichischer Dachverband für Shiatsu
Siebensterngasse 42/12, A 7010 Wien
Tel.: +43 1 4810737 und +43 660 200 4409
info@oeds.at   www.oeds.at

Weitere Shiatsu Bücher im Bacopa Verlag

Rappenecker Wilfried

Fünf Elemente und Zwölf Meridiane. Ein Handbuch für Shiatsu und Körperarbeit

Die Lehre der Fünf Wandlungsphasen bietet in einzigartiger Weise Zugang zu einem ganzheitlichen Verständnis der Lebenssituation eines Klienten und zeigt Wege zur Behandlung auf. Sie ist deshalb zumeist Bestandteil von Shiatsu-, Akupunktur- und anderen Körpertherapie-Ausbildungen.

Dieses Buch weist sehr ausführlich in die Theorie der Fünf Elemente ein. Dabei bilden die Manifestationen der Elemente im Körper und in der Psyche des Menschen einen besonderen Schwerpunkt. Detaillierte Grafiken erklären, wo sich das jeweilige Element dem Körperarbeiter zeigt.

4. Auflage, 160 Seiten mit teilweise ganzseitigen Illustrationen, Softcover

ISBN 9783991141051 20,80

Rappenecker Wilfried

Five Elements and Twelve Meridians. A Handbook for Shiatsu and Holistic Bodywork

The theory of the Five Transformations offers a unique approach to a holistic understanding of a client's life situation and indicates how to approach treatments. For this reason the theory is often an integral part of training in Shiatsu, acupuncture and body therapies.

A comprehensive introduction to the theory of the Five Elements, with particular focus on how the elements manifest in the body and mind. Detailed diagrams explain where in the body each element reveals itself to the bodyworker.

152 pages with 40 full page illustrations, Softcover

ISBN 9783991141068 25,00

Mandl Mike

Meridiane. Landkarten der Seele
Mit einem Vorwort von Rüdiger Dahlke

Zum ersten Mal werden die Meridiane der Traditionellen Chinesischen Medizin wirklich nachvollziehbar und schlüssig erklärt. Meridiane sind viel mehr als abstrakte Energielinien. Sie lassen sich konkret erfahren und erleben. Sie folgen mit ihrem Verlauf einer klaren Logik. Sie bringen die Einheit und Wechselwirkung von Körper, Geist und Emotionen auf den Punkt.

Meridiane sind wie Landkarten der Seele, die ein tiefes Verständnis unserer Person und unserer Verhaltensweisen ermöglichen. Jeder der zwölf Hauptmeridiane steht dabei für ein fundamentales Lebensprinzip.

11. unveränderte Auflage, 272 Seiten, Illustrationen, mit Lesebändchen, geb., Flexoback

ISBN 9783903071759 29,00

Lehner Dieter

Meridiane begreifen
Funktion Verlauf Tsubos Qualität Zustand Wahrnehmung

Das Buch beschäftigt sich mit den tatsächlichen Zuständen der Meridiane. Wie kommt es dazu und wie kann ich der Klientin helfen, wieder in Balance zu kommen? Schwerpunkt ist die praktische Arbeit mit Meridianen und ihren Reaktionen auf energetische Berührung.

Meridiane verlaufen nicht ausschließlich auf den vorgegebenen Bahnen, die uns Meridiankarten zeigen, sondern passen sich den Gegebenheiten der Menschen an. So werden sie durch Narben, Tätowierungen, Krankheiten und andere Faktoren abgelenkt und können die ihnen gestellten Aufgaben nicht mehr optimal erfüllen. Wohin gehen sie dann und wie kann ich sie finden und behandeln?

2. unveränderte Auflage, 120 Seiten, 282 Farbabb. und eine Grafik, mit Lesebändchen, geb.

ISBN 9783903071346 39,80

Mandl Mike

Die Leber und die Laus. Was unsere Organe zu sagen haben

Hand aufs Herz: Manche Herausforderungen des Lebens liegen wie ein Stein im Magen. Andere gehen bevorzugt an die Nieren. Ab und an läuft uns auch munter eine Laus über die Leber. Kein Wunder, wenn da hin und wieder die Galle hochkommt. Unsere Organe sind weit mehr als physiologische Funktionseinheiten. Sie fühlen, sie sprechen, sie haben klare Botschaften an uns. Verstehen wir diese, dann haben wir den Schlüssel zu mehr Gesundheit, Vitalität und Lebensfreude in der Hand. Dieses Buch versteht sich als inspirierender Dolmetscher der Körpersprache und als humorvoller Reisebegleiter in die faszinierende Welt der Organe.

4. Auflage, 164 Seiten, durchgehend vierfarbig, mit Lesebändchen, geb.

ISBN 9783991140351 24,80

Kawada Yuichi, Karcher Stephen

Essential Shiatsu. Anwendung der japanischen Heilmassage für körperliche Gesundheit und geistiges Wohlbefinden

Das vorliegende Buch über Essential Shiatsu, oder Yoseido, bietet dem interessierten Laien einen einfachen und lebendigen Einstieg in die Welt des Shiatsu, sowie einen Einblick in die Herangehens- und Denkweise der östlichen Medizin. Aber auch für all jene, die bereits mit Shiatsu vertraut sind oder Shiatsu professionell ausüben, bietet es eine Menge neuer Impulse. Vor allem durch den praxisbezogenen Zugang zum I Ching und den acht Sondermeridianen aber auch durch den reichen Erfahrungsschatz, den Yuichi Kawada in seinem Buch mit uns teilt.

178 Seiten, zahlr. s/w Abb., geb.

ISBN 9783901618390 29,00

Sabernig Katharina

Tiger bändigt Drachen. Eine Anleitung zum besseren Verständnis der Traditionellen Chinesischen Heilkunde insbesondere der fünf Wandlungsphasen

Dieses Buch führt durch die hintergründigen Einflüsse der chinesischen Philosophie und Gesellschaft auf die traditionelle Medizin. Der Hauptteil beschäftigt sich mit der praktischen Anwendung der Fünf Elemente. Besonders interessant ist die Darstellung der Dynamik eines Elemente-Dreiecks. Dieses zeigt das Zusammenspiel von jeweils drei Elementen in Fülle- und Leerezuständen aber auch der Yin- und Yangaspekte. Am Schluss findet sich eine Abhandlung über die Arbeit mit den Antiken Punkten.

2. Auflage, 268 Seiten, Abb., geb.

ISBN 9783901618116 29,00

Endo Ryokyu

Tao Shiatsu. Die Revolution in der östlichen Medizin

Die von Ryokyu Endo entwickelte Tao Shiatsu Methode ist die Synthese von traditionellem Wissen der Östlichen Medizin, jahrzehntelanger Erforschung der Ki Welt und buddhistischer und taoistischer Philosophie und Praxis.

Tao Shiatsu stellt damit eine bedeutende Erweiterung der Grundlagen und Praxis von Shiatsu dar und ist in der Methodik und Art der Vermittlung völlig neu.

Dieses Buch von Ryokyu Endo führt den Leser ein in die Welt des Ki und gibt Erklärungen und direkte Anleitungen, wie man wirklich effektiv mit Meridianen und Tsubos arbeitet. Es ist für alle, die auf der Suche nach tieferem Verständnis der Ki Welt sind und in der Praxis der Östlichen Medizin tiefer gehen wollen.

136 Seiten, zahlreiche s/w Fotos, geb.

ISB: 9783901618581 29,00

Mandl Mike

Die 1. Meridian-Familie von Mike Mandl. Lunge, Dickdarm, Magen, Milz

Die Kernaufgaben der ersten Meridian-Familie: Aufnahme, Verwertung, Verdauung, Ausscheidung, Versorgung, Atmung, Immunität, Grenzziehung

Der Schwerpunkt der Karten liegt auf einer Zusammenfassung der Meridiane anhand der drei Umläufe entsprechend der Organuhr der TCM. Die übersichtliche und detaillierte Darstellung ermöglicht optimales Meridianstudium. Bei den Akupunkturpunkten stehen die Antiken Punkte, die Shu-, Mu-, Luo- und Quellpunkte sowie die wichtigsten Punkte in Bezug auf Indikationen und Verlauf im Mittelpunkt. Die Tafeln sind daher ideale Lehr- und Lernmaterialien.

3. Auflage, A3 Lehr- und Lerntafel, vierfarbig, ca. 29,7 x 42cm

ISBN 9783903071889 12,00

Mandl Mike

Die 2. Meridian-Familie von Mike Mandl. Herz, Dünndarm, Blase, Niere

Die Kernaufgaben der zweiten Meridian-Familie: Sicherheit, Vertrauen, Wille, Antrieb, Identität, Bewusstsein, Klarheit, Freude, Begeisterung.

Der Schwerpunkt der Karten liegt auf einer Zusammenfassung der Meridiane anhand der drei Umläufe entsprechend der Organuhr der TCM. Die übersichtliche und detaillierte Darstellung ermöglicht optimales Meridianstudium. Bei den Akupunkturpunkten stehen die Antiken Punkte, die Shu-, Mu-, Luo- und Quellpunkte sowie die wichtigsten Punkte in Bezug auf Indikationen und Verlauf im Mittelpunkt. Die Tafeln sind daher ideale Lehr- und Lernmaterialien.

3. Auflage, A3 Lehr- und Lerntafel, vierfarbig, ca. 29,7 x 42cm

ISBN 9783903071896 12,00

Mandl Mike

Die 3. Meridian-Familie von Mike Mandl. Perikard, Dreifach-Erwärmer, Gallenblase, Leber

Die Kernaufgaben der dritten Meridian-Familie: Planung, Vision, Umsetzung, Entscheidungskraft, Mut, Nähe, Intimität, Gleichgewicht, Koordination

Der Schwerpunkt der Karten liegt auf einer Zusammenfassung der Meridiane anhand der drei Umläufe entsprechend der Organuhr der TCM. Die übersichtliche und detaillierte Darstellung ermöglicht optimales Meridianstudium. Bei den Akupunkturpunkten stehen die Antiken Punkte, die Shu-, Mu-, Luo- und Quellpunkte sowie die wichtigsten Punkte in Bezug auf Indikationen und Verlauf im Mittelpunkt. Die Tafeln sind daher ideale Lehr- und Lernmaterialien.

3. Auflage, A3 Lehr- und Lerntafel, vierfarbig, ca. 29,7 x 42 cm

ISBN 9783903071902 12,00

Mandl Mike

Die drei Meridian-Familien von Mike Mandl im Set

Die 1. Meridian-Familie: Lunge, Dickdarm, Magen, Milz

Die 2. Meridian-Familie: Herz, Dünndarm, Blase, Niere

Die 3. Meridian-Familie: Perikard, Dreifach-Erwärmer, Gallenblase, Leber

3. Auflage, Drei A3 Lehr- und Lerntafeln, vierfarbig, ca. 29,7 x 42cm

ISBN 9783903071919 29,00